Les instabilités de l'épaule

Dépôt légal : novembre 2008

I.S.B.N. : 978-2-84023-596-5
E.A.N. : 9782840235965

Imprimé en France

LES MONOGRAPHIES DU G.E.E.C.

Groupe d'Etude de l'Epaule et du Coude
2007

édité par le bureau du GEEC

Les instabilités de l'épaule

sous la direction de P. Thoreux

sauramps médical
Montpellier - Paris

11, bd Henri IV - 34000 Montpellier
E-mail : sauramps.medical@wanadoo.fr

Liste des orateurs

G. BACLE
N. BILLOT
P. CLAVERT
O. DELATTRE
F. DUPARC
S. EMILY
P.H. FLURIN
O. GAGEY
J.M. GLASSON
T. GREGORY
P. MANSAT
C.NEROT
L. NOVE-JOSSERAND
C. PELEGRI
H. PICHON
A. POIGNARD
N. PUJOL
M. REICKHAUS
B. RUBENS-DUVAL
F. SIRVEAUX
P. THOREUX
F. WEIN-REMY

Liste des participants

ABADIE P. : CHU de Fort-de-France - Service de chirurgie orthopédique 2B - BP 632 - 97200 Fort-de-France

ALLAIN J. : Service d'orthopédie et traumatologie du Pr Hernigou, CHU Henri Mondor – 51, avenue du Maréchal De Lattre de Tassigny - 94010 Créteil

ASWAD R. : Clinique Juge - 116, rue Jean Mermoz - 13008 Marseille

AUGEREAU B. : Service de chirurgie orthopédique et traumatologie - Hôpital Européen Georges Pompidou - 20-40, rue Leblanc - 75908 Paris Cedex 15

BACLE G. : Service d'orthopédie-traumatologie - CHRU Trousseau, avenue de la république - 37044 Tours Cedex 1
e-mail : bacle.guillaume@wanadoo.fr

BARTH J. : Clinique des Cèdres – 21, rue Albert Londres - 38130 Echirolles

BEGUE T. : Service d'orthopédie traumatologie du Pr Masquelet - Hôpital Avicenne - Université Paris XIII - 125, route de Stalingrad - 93009 Bobigny Cedex

BESSIÈRE C. : Service de Chirurgie Orthopédique et Traumatologie du Sport - Hôpital de l'Archet 2 - CHU de Nice - 151 route de St-Antoine-de-Ginestière - 06200 Nice

BILLOT N. : Hôpital Ambroise Paré, CHU Paris Ile-de-France Ouest - 92100 Boulogne. France

BOILEAU P. : Service de Chirurgie Orthopédique et Traumatologie du Sport - Hôpital de l'Archet 2 - CHU de Nice - 151 route de St-Antoine-de-Ginestière - 06200 Nice

BONNEVIALLE N. : Service de Chirurgie Orthopédique et Traumatologie - Centre Hospitalier Universitaire, Toulouse-Purpan - Place du Dr Baylac, 31059, Toulouse, cedex

BURDIN G. : Département d'Orthopédie et de Traumatologie, Pr Vielpeau, CHU Caen - Avenue Côte-de-Nacre - 14000 Caen

CARPENTIER E. : Clinique Universitaire de Chirurgie Orthopédique et de Traumatologie du Sport - CHU de Grenoble, Hôpital Sud, avenue de Kimberley, BP 338 - 38434 Echirolles Cedex

CATONNE Y. : Département de chirurgie orthopédique - Hôpital La Pitié-Salpétrière - 47, boulevard de l'Hôpital - 75000 Paris

CHARPAIL C. : Clinique Juge - 116, rue Jean Mermoz - 13008 Marseille

CLAVERT P. : Service de chirurgie du membre supérieur - Centre de chirurgie Orthopédique et de la Main - 10, avenue Baumann - 67400 Illkirch-Graffenstaden
e-mail : philippe.clavert@chru-strasbourg.fr

COLLIN P. : GRAL-Centre hospitalier privé - 6, Bd de la Boutière - 35768 Saint-Grégoire

COUDANE H. : CHU Nancy (ATOL) Hôpital Central, 29, avenue du Maréchal de Lattre de Tassigny - 54035 Nancy Cedex

DELATTRE O. : CHU de Fort-de-France - Service de chirurgie orthopédique 2B - BP 632 - 97200 Fort-de-France
e-mail : olivier.delattre@chu-fortdefrance.fr

DUJARDIN F. : Service de Chirurgie Orthopédique et Traumatologique, CHU Charles Nicolle - 1, rue de Germont - 76031 Rouen Cedex

DUPARC F. : Service de Chirurgie Orthopédique et Traumatologique, CHU Charles Nicolle - 1, rue de Germont - 76031 Rouen Cedex
e-mail : fabrice.duparc@chu-rouen.fr

EMILY S. : Département d'Orthopédie et de Traumatologie, Pr Vielpeau, CHU Caen - Avenue Côte-de-Nacre - 14000 Caen
e-mail : emily-s@chu-caen.fr

ESTOUR G. : Clinique Universitaire de Chirurgie Orthopédique et de Traumatologie du Sport - CHU de Grenoble, Hôpital Sud - 38130 Échirolles

FAVARD L. : Service d'orthopédie-traumatologie - CHRU Trousseau, avenue de la république - 37044 Tours Cedex 1

FIDELAIRE J.M. : Société Française de Chirurgie Orthopédique - 56 rue Boissonade - 75014 Paris

FONTES D. : CMC Paris V - 36, Bd Saint-Marcel - 75013 Paris

FLURIN P.H. : CCOS Bordeaux Mérignac - 9, rue Jean Moulin - 33700 Mérignac
e-mail : phflurin@numericable.fr

GAGEY O. : Service de Chirurgie Orthopédique et Traumatologique - CHU de Bicêtre - 78, av du Général Leclerc - 94270 Le Kremlin-Bicêtre

GALAUD B. : Département d'Orthopédie et de Traumatologie, Pr Vielpeau, CHU Caen - Avenue Côte-de-Nacre - 14000 Caen

GEORGE T. : CHU Nancy (ATOL) Hôpital Central, 29, avenue du Maréchal de Lattre de Tassigny - 54035 Nancy Cedex

GLASSON J.M. : Orthonicea - Villa La Tour – 134, avenue des Arènes de Cimiez - 06000 Nice
e-mail. : jmglasson@free.fr

GLEYZE P. : Groupe Hospitalier Albert Schweitzer - 201 avenue d'Alsace - 68000 Colmar

GOMES N. : Hospital Militar Porto - Portugal

GRAVELEAU N. : Hôpital Ambroise Paré - CHU Paris Ile-de-France Ouest - 92100 Boulogne - France

GREGORY T. : Service de chirurgie orthopédique et traumatologie - Hôpital Européen Georges Pompidou - 20-40, rue Leblanc - 75908 Paris Cedex 15
e-mail : thomas.gregory@libertysurf.fr
thomas.gregory@egp.aphp.fr

GUILLO S. : CCOS Bordeaux Mérignac - 9, rue Jean Moulin - 33700 Mérignac

GUILLOU R. : CHU Nantes - Hôpital Hôtel Dieu - Place Alexis Ricordeau - 44093 Nantes cedex 1

HARDY P. : Hôpital Ambroise Paré - CHU Paris Ile-de-France Ouest - 92100 Boulogne - France

HULET C. : Département d'Orthopédie et de Traumatologie, Pr Vielpeau, CHU Caen - Avenue Côte-de-Nacre - 14000 Caen

KELBERINE F. : Clinique Parc Rambot Provençale - 67, cours Gambetta - 13100 Aix-en-Provence
e-mail : sec.fk@orange.fr

KEMPF J.F. : Service de chirurgie du membre supérieur - Centre de chirurgie Orthopédique et de la Main - 10, avenue Baumann - 67400 Illkirch-Graffenstaden

KHIAMI F. : Département de chirurgie orthopédique - Hôpital La Pitié-Salpétrière - 47, boulevard de l'Hôpital - 75000 Paris

LANDREAU P. : CMC Paris V - 36, Bd Saint-Marcel - 75013 Paris

LEBEL B. : Département d'Orthopédie et de Traumatologie, Pr Vielpeau, CHU Caen - Avenue Côte-de-Nacre - 14000 Caen

LEDUEY A. : Service de chirurgie orthopédique et traumatologie - Hôpital Européen Georges Pompidou - 20-40, rue Leblanc - 75908 Paris Cedex 15

LEFEVRE C. - Service de Chirurgie Orthopédique - Traumatologique et Réparatrice - CHU La Cavale Blanche - 29200 Brest

LE NEN D. - Service de Chirurgie Orthopédique - Traumatologique et Réparatrice - CHU La Cavale Blanche - 29200 Brest

LETENNEUR J. : CHU Nantes - Hôpital Hôtel Dieu - Place Alexis Ricordeau - 44093 Nantes cedex 1

MANSAT P. : Service de Chirurgie Orthopédique et Traumatologie - Centre Hospitalier Universitaire, Toulouse-Purpan - Place du Dr Baylac, 31059, Toulouse, cedex
email : mansat@cict.fr

MASQUELET A.C. : Service d'orthopédie traumatologie - Hôpital Avicenne - 125, route de Stalingrad - 93009 Bobigny Cedex

MAYNOU C. : CHRU Lille - 59000 Lille

MENARD J.F. : Département Biostatistiques - Université Rouen

MOLE D. : Clinique de Traumatologie et d'Orthopédie - SINCAL - 49 rue Hermite - 54000 Nancy

NÉROT C. : CHU Reims - Hôpital Maison Blanche - 45, rue Cognacq - Jay 51092 Reims Cedex
cnerot@chu-reims.fr

NOVE-JOSSERAND L. : Centre Orthopédique Santy - 24, avenue Paul Santy - 69008 Lyon
laurent.nove-josserand@wanadoo.fr

OUDET D. : Clinique de l'Alliance - 1, Bd Alfred Nobel - 37540 St-Cyr-sur-Loire - Tours

POIGNARD A. : PH, Service d'orthopédie et traumatologie du Pr Hernigou, CHU Henri Mondor – 51, avenue du Maréchal De Lattre de Tassigny - 94010 Créteil

POSTEL J.M. : Clinique Arago - 95, Bd Arago - 75014 Paris

PELEGRI C. : Service de Chirurgie Orthopédique et Traumatologie du Sport - Hôpital de l'Archet 2 - CHU de Nice - 151 route de St-Antoine-de-Ginestière - 06200 Nice
email : pelegri.c@chu-nice.fr

PICHON H. : CHG de Voiron - 38500 Voiron

PUJOL N. : Hôpital Ambroise Paré - CHU Paris Ile-de-France Ouest - 92100 Boulogne - France
E mail: nicolaspujol1@yahoo.fr

RECKHAUS M. : Clinique Parc Rambot Provençale - 67, cours Gambetta - 13100 Aix-en-Provence

RICHOUX J. - Service de Chirurgie Orthopédique - Traumatologique et Réparatrice - CHU La Cavale Blanche - 29200 Brest

ROCHE O. : Clinique de Traumatologie et d'Orthopédie - SINCAL - 49 rue Hermite - 54000 Nancy

ROCHWERGER A. : CHU Marseille - Hôpital de la Conception - 13385 Marseille

ROUSSIGNOL X. : Service de Chirurgie Orthopédique et Traumatologique, CHU Charles Nicolle - 1, rue de Germont - 76031 Rouen Cedex

RUBENS-DUVAL B. : Clinique Universitaire de Chirurgie Orthopédique et de Traumatologie du Sport - CHU de Grenoble, Hôpital Sud, avenue de Kimberley, BP 338 - 38434 Echirolles Cedex

SARAGAGLIA D. : Clinique Universitaire de Chirurgie Orthopédique et de Traumatologie du Sport - CHU de Grenoble, Hôpital Sud, avenue de Kimberley, BP 338 - 38434 Echirolles Cedex
e-mail : DSaragaglia@chu-grenoble.fr

STRATAN L. : CHU de Fort-de-France - Service de chirurgie orthopédique 2B - BP 632 - 97200 Fort-de-France

SIRVEAUX F. : Clinique de Traumatologie et d'Orthopédie - SINCAL - 49 rue Hermite - 54000 Nancy
Francois.sirveaux@wanadoo.fr

THOMAZEAU H. : Service d'Orthopédie Traumatologie - Hôpital Rennes Sud - 16, bd de Bulgarie - 35056 Rennes

THOREUX P. : Sce d'Orthopédie Traumatologie du Pr Masquelet - Hôpital Avicenne – Université Paris XIII - 125, route de Stalingrad - 93009 Bobigny Cedex
e-mail : patricia.thoreux@avc.aphp.fr

TOUSSAINT B. : Clinique Générale, 4 chemin de la Tour de la Reine - 74000 Annecy

VANDENBUSSCHE E. : Service de chirurgie orthopédique et traumatologie - Hôpital Européen Georges Pompidou - 20-40, rue Leblanc - 75908 Paris Cedex 15

VIELPEAU C. : Département d'Orthopédie et de Traumatologie, Pr Vielpeau, CHU Caen - Avenue Côte-de-Nacre - 14000 Caen

VOGELS J. : CHU de Fort-de-France - Service de chirurgie orthopédique 2B - BP 632 - 97200 Fort-de-France

WALCH G. : Centre Orthopédique Santy - 24, avenue Paul Santy - 69008 Lyon

WEIN-REMY F. : Clinique de Traumatologie et d'Orthopédie - SINCAL - 49 rue Hermite - 54000 Nancy
e-mail : frankwein@caramail.com

Remerciements tout particuliers
à la SOFCOT (Madame G. PATTE et Monsieur J.M. FIDELAIRE)
et à J.F. MENARD (Biostatistiques – CHU Rouen)

Sommaire

Introduction

P. Thoreux

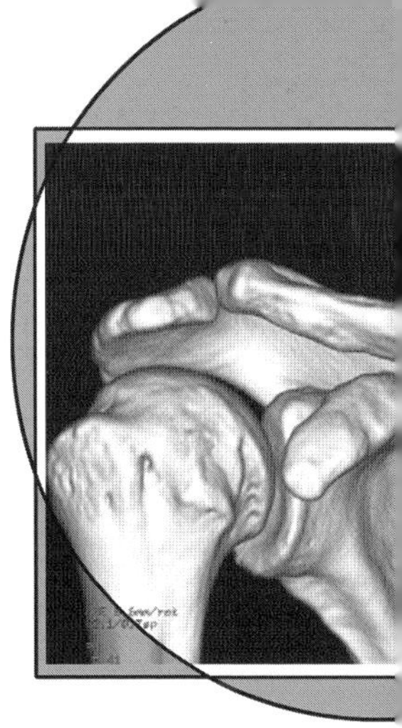

Le traitement chirurgical de l'instabilité antérieure chronique de l'épaule a, depuis de nombreuses décennies, soulevé d'âpres discussions ; les luttes souvent partisanes entre les défenseurs des butées osseuses et les protagonistes des gestes capsulaires ont vu apparaître, à la fin du XXe siècle, un troisième courant : les partisans des stabilisations arthroscopiques. Cette technique thérapeutique, initiée en 1982 par Lanny Johnson, a mis une vingtaine d'années pour apparaître comme une technique suffisamment fiable et reproductible pour faire partie des options thérapeutiques.

Les derniers symposia initiés par la SoFCOT ou la SFA ont mis en exergue les résultats d'équipes sélectionnées pour leur investissement particulièrement important au niveau de la chirurgie de l'instabilité de l'épaule et/ou de la pratique arthroscopique.

Compte tenu des résultats encourageants fournis par ces symposia et des progrès techniques réalisés au fil des années dans le domaine de l'arthroscopie, il a semblé important au bureau du GEEC de faire un état des lieux des pratiques chirurgicales en France pour la prise en charge des instabilités antérieures chroniques de l'épaule. Pour réaliser cet état des lieux, une étude prospective multi-centrique a été initiée à partir d'une cohorte de patients opérés pendant l'année 2004 et évaluée pour ce symposium avec un recul minimum de 2 années.

Deux objectifs avaient été fixés :

1°) Faire un état des lieux des pratiques chirurgicales en terme d'instabilité antérieure de l'épaule en France en 2004 (tous modes d'exercice confondus) : l'arthroscopie était-elle en passe de remplacer progressivement les techniques à ciel ouvert ? Les gestes sur les parties molles étaient-ils préférés aux butées osseuses ? Le choix technique dépendait-il du mode d'exercice ? Les chirurgiens français utilisaient-ils une modalité thérapeutique exclusive ou faisaient-ils varier leurs choix techniques en fonction du terrain et des lésions ?

2°) Réaliser un suivi prospectif d'une cohorte importante avec un recul minimum de 2 ans, l'importance de cette cohorte permettant d'effacer l'effet centre souvent reproché aux précédents symposia et d'avoir un nombre de patients suffisant dans des sous-groupes tels que les sujets de moins de 20 ans, les sujets de plus de 40 ans, les sujets hyperlaxes, les récédivistes précoces, les douloureux chroniques...

Méthodologie du symposium

P. Thoreux, J.M. Fidelaire, J.F. Ménard

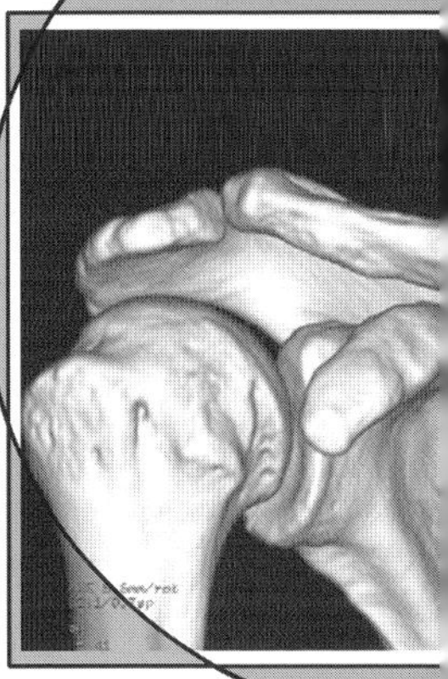

La mise en route de ce symposium prospectif multicentrique a débuté dès novembre 2003 et a comporté plusieurs étapes :

Recrutement des équipes participantes

Ce recrutement s'est voulu le plus large possible, incluant bien sûr tous les grands centres de chirurgie de l'épaule, mais s'adressant également à des centres, certes plus petits mais dont les membres s'intéressaient aux travaux du GEEC. Ce recrutement élargi a permis d'obtenir une bonne représentativité des différents modes d'exercice de la chirurgie orthopédique française (exercice privé, exercice public, centre hospitalo-universitaire) et des différentes tendances ou écoles chirurgicales entre les partisans des interventions à ciel ouvert (butée osseuse ou capsuloplastie chirurgicale) et des interventions de stabilisation arthroscopique.

Mise au point de la fiche de recueil des données et des critères de l'étude

Les données recueillies s'appuient sur les critères habituels d'évaluation de l'instabilité antérieure de l'épaule, utilisés dans les précédents symposia français ou retrouvés dans la littérature internationale. Les critères retenus et leurs modalités d'évaluation ont été soumis pour commentaires et approbation à la totalité des équipes participantes.

Cette fiche a été ensuite mise en ligne sur le site de la SoFCOT grâce à l'énorme travail de Jean-Marc Fidelaire et Ghislaine Patte permettant à chaque équipe de remplir ses données directement sur le site de la SoFCOT et de compléter au fil des années les éléments du suivi.

La fiche comprend plusieurs volets :
- **Volet 1** : Bilan pré-opératoire (histoire de l'instabilité, bilan clinique et para-clinique).
- **Volet 2** : Fiche intervention chirurgicale (une fiche type a été réalisée pour les trois grands types d'intervention : butée osseuse, capsuloplastie chirurgicale, stabilisation arthroscopique)
- **Volet 3** : Suites post-opératoires précoces (comprenant notamment les complications post-opératoires immédiates et au cours des 3 premiers mois)
- **Volet 4** : Consultations de suivi avec évaluation clinique et radiographique.

Cette fiche de suivi pouvait être remplie de façon itérative en fonction des habitudes de suivi des patients de chaque opérateur ; seule la fiche au dernier recul (soit 2 ans de recul minimum) était obligatoire.

Les différents feuillets figurent dans l'annexe 1 et l'ensemble des items relevés peut donc être compulsé. Chaque item était rempli grâce à la sélection d'une réponse à l'aide d'un menu déroulant. Un simple clic sur l'item concerné permettait d'obtenir des informations quant aux modalités précises d'évaluation d'un signe clinique d'évaluation (exemple : signe de l'armé, test de recentrage de Jobe, manoeuvre de Gerber, test d'hyperabduction de Gagey [1], Belly-Press test) , d'un élément du score de Duplay [2] (exemple : évaluation de l'item mobilité sur 25 points), évaluation de critères radiologiques (classification de l'arthrose selon Samilson [3], calcul de la taille de l'encoche selon Hardy [4]).

Les données recueillies dans le fichier étaient ensuite accessibles à tous après conversion sous forme d'un tableur Excel.

Critères d'inclusion et d'exclusion de l'étude

Critères d'inclusion de l'étude

- tout patient opéré au cours de l'année 2004 (12 mois consécutifs),
- pour une instabilité antérieure quelles qu'en soient les modalités (instabilité antérieure pure sous toutes ses formes, instabilité multi-directionnelle),
- âge supérieur à 15 ans,
- avec un recul minimum de 2 ans en juillet 2007,
- sans modification des habitudes thérapeutiques de l'opérateur.

Critères d'exclusion de l'étude

- les enfants < 15 ans,
- les instabilités postérieures ou inférieures pures.

Critères d'évaluation

Evaluation clinique

Les critères d'évaluation cliniques sont :

Le score de Duplay

Ce score, classiquement utilisé en France dans toutes les études sur l'instabilité antérieure de l'épaule, est un score fonctionnel de l'épaule sur 100 points analysant la reprise du sport (25 points), la stabilité (25 points), les douleurs (25 points) et la mobilité (25 points).

Un score global est qualifié d'excellent si il est compris entre 91 et 100, de bon entre 76 et 90, de moyen entre 51 et 75 et de mauvais en dessous de 51.

Le score Stabilité est évalué sur 25 points mais avec un score négatif de -25 points en cas de récidive vraie de l'instabilité. Le score maximal (25 points) correspond à l'absence totale d'appréhension, un score de 15 points à la persistance d'une appréhension et un score de 0 point à une sensation d'instabilité persistante.

Le score Reprise du Sport (remplacé par l'item Activité Quotidienne pour les patients non sportifs) est évalué selon la reprise du même sport, au même niveau (25 points), la perte de niveau dans le même sport (15 points), le changement de sport (10 points) et la perte de niveau et changement de sport ou arrêt du sport (0 point).

Le score Douleurs se décompose en l'absence de douleur ou la présence de douleurs uniquement climatiques (25 points), la présence de douleurs aux mouvements forcés violents ou à la fatigue (15 points). Enfin la présence de douleurs dans la vie quotidienne correspond à un score de 0 point.

Le score Mobilité s'évalue sur l'abduction frontale pure (contre un mur), la rotation interne main dans le dos évaluée par rapport au côté opposé (différentiel de nombre de vertèbres) et la RE2 (rotation externe à 90° d'abduction). La combinaison des résultats obtenus pour ces 3 mouvements permet d'obtenir un score de 25 points, 15, 5 ou 0 point.

Un score d'hyperlaxité

Ce score d'hyperlaxité est défini à partir de 4 critères et coté sur 5 points (RE1 > 85°, Sulcus de Neer, Sulcus en RE1, Signe de Gagey).

Ce score sera précisé dans le chapitre 19 (J.M. Glasson).

Bilan complémentaire

Le bilan complémentaire comprenait de façon systématique :
- Bilan radiographique de l'épaule comportant au moins une face en rotation neutre et en rotation interne, et un profil de Bernageau.
- Arthro-TDM obligatoire en cas d'âge supérieur à 40 ans, d'absence de lésion osseuse sur le bilan radiographique standard, de tableau clinique d'épaule douloureuse pure.

Les principaux éléments analysés étaient sur les clichés standards la taille de l'encoche et le rapport taille de l'encoche / rayon de la tête humérale calculés sur le cliché de Face en Rotation Interne selon les critères de Hardy [4] et l'analyse du rebord glénoidien antéroinférieur sur le profil de Bernageau.

Sur l'arthroscanner, l'analyse portait sur les lésions du bourrelet et l'éventuelle lésion de Bankart, les lésions de la glène, l'état de la capsule (distension, brèche), les lésions osseuses (encoche humérale, rebord glénoidien) et l'état des tendons de la coiffe.

Intervention chirurgicale et évaluation peropératoire des lésions anatomiques

Chaque grand groupe d'intervention stabilisatrice (butée de type Latarget, capsuloplastie à ciel ouvert, stabilisation arthroscopique) avait une fiche spécifique permettant de préciser tous les détails techniques peropératoires (exemple : modalités d'ouverture et de fermeture du subscapularis dans les butées). Par ailleurs, il était demandé à chaque opérateur un descriptif le plus précis possible des lésions anatomiques d'instabilité observées, le descriptif autorisé par l'arthroscopie étant beaucoup plus précis et détaillé notamment pour les lésions de la tête humérale et pour les lésions de la coiffe.

Suivi évolutif

Suivi à 3 mois

Le bilan à 3 mois a permis le recensement des complications post-opératoires immédiates et précoces ainsi que l'évaluation de la reprise des activités, notamment professionnelles.

Suivi au plus long recul

Il était demandé un bilan au plus long recul, avec un recul minimum de 2 ans (recul maximal de 3 ans 1/2 pour les patients opérés en Janvier 2004 et revus en Juillet 2007). Des évaluations intermédiaires (1 an et 2 ans) étaient possibles selon les habitudes de suivi de chaque opérateur.

Le bilan reprenait les paramètres évalués en préopératoires au travers du score de Duplay, du score d'hyperlaxité et d'évaluation du subscapulaire.

Le bilan radiographique au plus long recul était initialement obligatoire au contraire de l'arthroTDM non demandé pour le suivi évolutif.

Exploitation des données

- L'ensemble des investigateurs a été réparti dans des sous-groupes de travail tenant compte de la technique chirurgicale pratiquée de façon prépondérante ou exclusive et de leurs centres d'intérêt.
- Les données ont été exploitées sur le plan statistique par le département de Biostatistiques du CHU de Rouen (sous la responsabilité du Dr Jean-François Ménard). Le tableau 1 résume les tests statistiques utilisés selon les variables utilisées. Le niveau de significativité retenu correspond à $p \leq 0.05$.

***Tableau 1** : Tests statistiques utilisés*

Variable	Catégorielle	Continue
Catégorielle	- Test de chi2 - Test exact de Fisher	Comparaison de médianes - Test de Mann et Whitney (2groupes) - Test de Kruskal Wallis (> 2 groupes)
Continue		Corrélation de Spearman

Références bibliographiques

[1] GAGEY, O. J. and N. F. GAGEY. 2001. The hyperabduction test. *J Bone Joint Surg 83B: 69-74.*

[2] WALCH G. 1991. La luxation récidivante antérieure de l'épaule. Rev Chir Orthop Reparatrice Appar Mot; 77(suppl I):177-191.

[3] SAMILSON RL, PRIETO V. 1983. Dislocation arthropathy of the shoulder. *J Bone Joint Surg Am 65(4):456-60.*

[4] GAUDIN P, HARDY P, BLIN J.L. 2002. Incidence of bone lésions on outcome after Bankart arthroscopic treatment of anterior shoulder instability. *J Bone Joint Surg, 84B, Suppl I, 40.*

Que retenir des précédents symposia sur l'instabilité ?

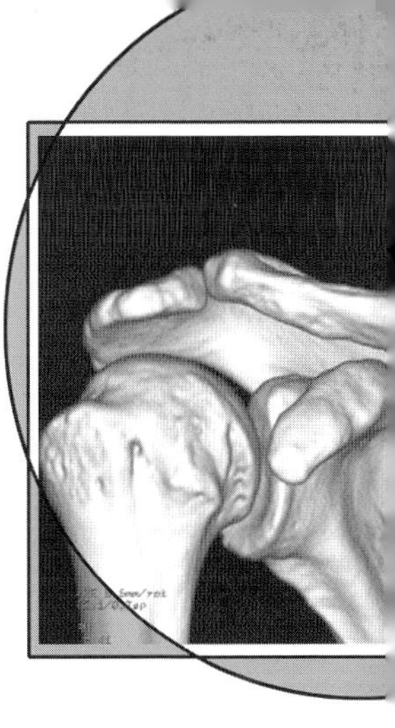

F. Sirveaux, F. Wein-Remy, O. Roche, D. Mole

Introduction

Au cours des quinze dernières années, plusieurs grandes études françaises multicentriques ont été menées sur le thème du traitement chirurgical de l'instabilité antérieure de l'épaule. Ces études ont été consacrées aux résultats des techniques classiques à ciel ouvert largement utilisées en France depuis les années 70. L'implication des chirurgiens dans ces études multicentriques a permis de colliger un nombre important de cas revus à long terme, permettant d'établir des données de référence. Parallèlement, à partir des années 90, les traitements arthroscopiques ont été évalués à court et moyen terme, afin d'apprécier les avantages et les limites de cette technique. Avant de faire l'état des lieux sur les traitements utilisés en France en 2004, il nous a paru intéressant de reprendre les principaux résultats de ces grandes études multicentriques françaises, réalisées sous l'égide de la Société Française d'Arthroscopie (SFA) et de la Société Française de Chirurgie Orthopédique et Traumatologique (SoFCOT).

Symposium SoFCOT 1990 [1]

La table ronde des réunions de printemps de la SoFCOT en 1990, à Estoril, était consacrée aux résultats du traitement à ciel ouvert de l'instabilité antérieure de l'épaule. Ce symposium dirigé par Gilles Walch, en hommage à Didier Patte, regroupait 8 équipes. Le but de cette étude était d'analyser, à partir d'une étude multicentrique rétrospective, les résultats des différentes techniques utilisées à l'époque pour le traitement des luxations antérieures récidivantes de l'épaule (Bankart, vissage capsulaire, butée costale et butée coracoïdienne). 500 patients ont été revus avec un recul supérieur à 2 ans ; les principaux critères d'évaluation étaient sur le plan clinique le score de Duplay et sur le plan radiologique l'analyse de l'arthrose selon Samilson [2]. En dehors des butées costales qui étaient responsables de complications liées au site de prélèvement (pneumothorax), la morbidité opératoire de ces techniques était faible (Tableau 1).

***Tableau 1** : Morbidité opératoire des différentes techniques - Symposium SoFCOT 1990*

	Infection	Hématome	Fractures perop	Reprises neurologiques	Complications	Total
Bankart (102 cas)	1 %	0	0	0	3 %	4 %
Vissage capsulaire (89 cas)	1 %	0	0	1 %	0 %	2 %
Butée costale (153 cas)	3 %	0	0	17 %	0.6 %	22 %
Butée coracoïdienne (1148 cas)	1.5 %	1	1.5 %	2.4 %	1.5 %	8.2 %

Les résultats cliniques, rapportés par Patricia Thoreux, ont été évalués pour les patients revus avec un recul supérieur à 2 ans (500 cas) (Tableau 2). Concernant le résultat objectif et la stabilité, les butées donnaient des résultats globalement meilleurs que les interventions sur les parties molles. Les interventions sur les parties molles avaient tendance à être enraidissantes par une limitation de la rotation externe alors que la limitation de mobilité secondaire aux butées coracoïdennes concernait surtout la rotation interne.

Tableau 2 : *Principaux résultats selon les critères du score de Duplay - Symposium SoFCOT 1990*

	Bankart	Vissage capsulaire	Butée costale	Butée coracoïdienne
Résultats objectifs - Score global *% Excellent & Bon*	62 %	65 %	78 %	76 %
Résultats subjectifs *% Très satisfaits & Satisfaits*	83 %	88 %	91 %	89 %
% Epaules stables	72 %	72 %	87 %	84 %
Récidives	7 %	9 %	0	1 %
Mobilité *% Mauvais et Moyens*	17 %	15 %	4 %	13 %
Douleurs *% de douleurs persistantes*	0 %	11 %	2 %	6 %

Concernant les résultats radiographiques, l'incidence de l'arthrose augmentait avec le recul. Elle était d'autant plus fréquente que les patients étaient âgés au moment de l'intervention. Les butées avaient une tendance à être plus arthrogènes que les interventions de Bankart. Pour les butées, l'apparition d'une arthrose à la révision était corrélée au positionnement de la butée, essentiellement pour des butées débordantes. Les pseudarthroses de butée étaient retrouvées dans 8 % des cas : elles étaient liées à un défaut d'ostéosynthèse et n'avaient pas eu de conséquence clinique notable. Avec les butées costales, une lyse de la butée était notée dans 53 % des cas à la révision.

Symposium SFA 1993 [3]

Le symposium de la SFA en 1993 à Nancy, était consacré aux résultats du traitement arthroscopique de l'instabilité antérieure, au travers d'une étude multicentrique rétrospective de 316 cas revus avec un recul supérieur à 1 an. L'instabilité s'exprimait sous la forme de luxations récidivantes dans 61 % des cas et dans 39 % des cas, il s'agissait de subluxations ou d'épaules douloureuses instables. Six techniques arthroscopiques différentes avaient été utilisées dans cette étude. De façon globale, les résultats avaient été jugés excellents ou bons dans 65 % des cas. 53 % des patients avaient repris leur sport au même niveau, 31 % des patients gardaient des douleurs à l'effort et 23 % des patients étaient déçus du résultat. Dans 22 % des cas, il était noté une récidive vraie de l'instabilité et 17 % des patients gardaient une appréhension résiduelle. Le délai moyen de récidive était de 16 mois et les auteurs insistaient sur la nécessité d'avoir un recul suffisant dans l'avenir pour juger de l'efficacité de ce type de traitement. L'hyperlaxité et l'existence d'une arthrose préopératoire étaient identifiées comme des facteurs défavorables. Cette première grande étude française avait montré que la technique opératoire avait une influence importante sur le taux de complications et sur les résultats et certaines techniques ont été depuis abandonnées (Tableau 3).

***Tableau 3** : Principaux résultats de la série SFA 1993 en fonction de la technique arthroscopiqe utilisée*

	Nombre de cas	Complications	Réintervention	% résultats excellents ou bons	% épaules stables
Agrafage de Johnson	79	2.5 %	38 %	60 %	84 %
Suture transglénoïdienne de Caspari	38	13 %	18 %	67 %	77 %
Suture transglénoïdienne de Morgan	84	0 %	18 %	54 %	63 %
Suretac®	30	3.3 %	4 %	87 %	93 %
Ancre Mitek®	24	0 %	8.5 %	59 %	71 %
Suture extra-capsulaire	51	20 %	12 %	78 %	92 %

A l'issue de ce symposium, l'hyperlaxité capsulo-ligamentaire était considérée comme une contre-indication au traitement arthroscopique. Le principal avantage de la technique arthroscopique était la récupération de la mobilité par rapport aux techniques à ciel ouvert, mais au prix d'un taux de récidive élevé qui imposait une meilleure sélection des indications et des améliorations techniques.

Symposium SOFCOT 1999 [4]

Le symposium de la SOFCOT 1999, sous la direction de Gilles Walch et Henry Coudane était consacré aux résultats à court et long terme des butées et des interventions de Bankart à ciel ouvert ou sous arthroscopie en étudiant une population de patients opérés en 1995 et une population de patients opérés en 1987. Par ailleurs, ce symposium s'était intéressé aux formes particulières comme l'épaule douloureuse instable, l'instabilité avec hyperlaxité, l'instabilité après 40 ans et les récidives postopératoires. Il s'agissait d'une étude rétrospective multicentrique incluant 704 cas opérés en 1987 et en 1995 dans 13 centres (taux de révision de 44 %). Les critères d'analyse étaient essentiellement le pourcentage de récidive, le score de Duplay et l'évaluation radiologique de l'arthrose selon Samilson et Prieto [2]. Concernant le risque de récidive, les résultats du traitement arthroscopique restaient inférieurs à ceux des techniques à ciel ouvert (Tableau 4).

***Tableau 4** : Taux de récidives en fonction des groupes*

Type d'intervention	% de récidive
Butée 95	3 %*
Bankart 95	4 %*
Arthroscopie 95	13 %*
Butée 87	6 %*
Bankart 87	5 %*
Epaule douloureuse instable	20 %**
Hyperlaxité	8 %*
> 40 ans	0 %*
Reprise après récidive	4 %*

* pourcentage de récidive vraie, ** pourcentage d'appréhension persistante

Cette étude a montré que le résultat des butées et de l'intervention de Bankart à ciel ouvert était équivalent en terme de risque de récidive. A plus de 10 ans de recul, le taux d'arthrose glénohumérale était le même avec ces deux techniques (50 % d'ostéophytose). Au contraire, le traitement arthroscopique semblait moins arthrogène à court terme. Le risque d'arthrose préopératoire était lié à l'âge au moment du premier accident, à l'ancienneté des premières manifestations cliniques, à l'âge au moment de l'opération, aux lésions osseuses au niveau de la glène et à l'existence d'antécédents opératoires sur l'épaule. Pour le risque d'arthrose postopératoire, les mêmes facteurs ont été retrouvés avec en plus le nombre de luxations avant l'intervention.

Concernant les épaules douloureuses pures par accident d'instabilité inapparent, la série comportait 54 cas. L'âge moyen de ce groupe était de 35 ans. Les auteurs du symposium ont souligné les difficultés diagnostiques dans ce groupe. Globalement les résultats des différentes techniques utilisées ont donné des bons résultats. L'arthroscopie était à l'issue de cette étude recommandée dans les épaules douloureuses instables compte tenu de la possibilité de faire dans le même temps, le diagnostic des formes frustes et de réaliser le traitement étiologique.

Pour les patients présentant une instabilité chronique de l'épaule après 40 ans, 75 cas ont été inclus dans le symposium. Une fois sur deux, il existait une rupture de la coiffe des rotateurs préopératoire quand un bilan d'imagerie par IRM ou arthroscanner avait été réalisé. L'intervention avait comporté une réparation de la coiffe des rotateurs dans seulement 7 cas. Au recul moyen de 5,5 ans, le taux de complications était de 15 %, avec un taux de reprise chirurgicale de 6,6 %. Aucune récidive n'avait été retrouvée avec une appréhension persistante dans 15 % des cas. Globalement, les résultats de la chirurgie de l'instabilité après 40 ans n'étaient pas significativement différents de l'ensemble de la série et 97 % des patients étaient satisfaits du résultat. Les butées et les interventions de Bankart avaient permis d'obtenir des résultats équivalents. Dans ce groupe, l'existence de douleurs préopératoires, l'absence d'activité physique et l'existence d'une arthrose préopératoire étaient des facteurs péjoratifs.

L'hyperlaxité était définie par une hyper-rotation externe supérieure à 85° en position coude au corps (RE1). Elle était retrouvée dans 18 % des cas. Le taux de complications postopératoires était de 5 % et le taux de récidive de 8 %. L'existence d'antécédents de subluxation volontaire était très péjorative sur les résultats. Les techniques arthroscopiques avaient donné des résultats moins bons dans ce groupe, par contre les patients hyperlaxes étaient épargnés par l'arthrose à la révision.

Concernant les reprises après récidives, 74 cas ont été inclus. La récidive était survenue dans les deux premières années après l'intervention dans 65 % des cas et elle était traumatique dans 48 % des cas. A la révision, le score Duplay était moyen ou mauvais dans 30 % des cas avec une appréhension résiduelle. Par contre, les résultats de la chirurgie de reprise étaient comparables à ceux de la chirurgie de première intention en terme de récidive.

Symposium SFA 2000 [5]

Le symposium de la SFA en 2000 était dirigé par Pascal Boileau et Laurent Lafosse. Il était consacré exclusivement au traitement arthroscopique. Les techniques arthroscopiques étaient très variables d'un centre à l'autre. 209 cas sur 280 opérés entre 1993 et 1996, ont été revus avec un recul supérieur à 3 ans. La population étudiée comportait une proportion importante de sportifs avec 50 % de sportifs de compétition et 38 % de sportifs de loisirs. Cliniquement, l'instabilité s'exprimait sous la forme de luxations récidivantes dans 63 % des cas, de subluxations isolées dans 21 % des cas et dans 16 % des cas d'épaules douloureuses pures.

Globalement 79 % des patients avaient un résultat excellent ou bon et 82 % étaient satisfaits ou très satisfaits de l'intervention. 71 % des patients avaient pu reprendre le sport au même niveau et 20 % avaient repris à un niveau inférieur. Le taux de récidive de l'ensemble de la série était de 13 %, pour un score de Duplay moyen de 84 points. Le déficit de mobilité moyen en rotation externe était de 8°. La technique utilisant les Fastak® donnait des résultats moins bons que les autres techniques en terme de score de Duplay (72 points), de douleurs résiduelles (54 %) et de stabilité (23 % de récidives ou d'appréhension résiduelle). Les facteurs de mauvais pronostic étaient : un âge inférieur à 25 ans, la pratique d'un sport à haut risque (armer contact), un nombre élevé de luxations (supérieur à 5), une hyperlaxité (rotation externe supérieure à 85° en RE1), une encoche humérale de grande taille et l'association à une SLAP.

Les auteurs concluaient à l'amélioration des résultats des techniques arthroscopiques par rapport aux résultats du symposium de 1993, à l'importance de la technique opératoire et à la nécessité de sélectionner les indications pour améliorer encore les résultats.

Références

[1] WALCH G. 1991. La luxation récidivante antérieure de l'épaule. *Rev Chir Orthop Reparatrice Appar Mot 77(suppl I): 177-191.*

[2] SAMILSON R.L., PRIETO V. 1983. Dislocation arthropathy of the shoulder. *J Bone Joint Surg Am 65(4):456-60.*

[3] COUDANE H., MOLÉ D. 1993. Symposium SFA 1993: traitement arthroscopique de l'instabilité antérieure de l'épaule. *In: Réunion annuelle de la Société Française d'Arthroscopie. Nancy.*

[4] COUDANE H., WALCH G. 2000. L'instabilité antérieure chronique de l'épaule de l'adulte. *Symposium Sofcot 1999. Rev Chir Orthop Reparatrice Appar Mot 86(suppl I): 91-150.*

[5] LAFOSSE L., BOILEAU P. 2002. Traitement arthroscopique de l'instabilité d'épaule, symposium SFA 2000. In: Christel P., Landreau P., editors. Perspectives en arthroscopie. *Volume 1 Paris: Springer; p. 159-208.*

Quoi de neuf en anatomie et physiopathologie ?

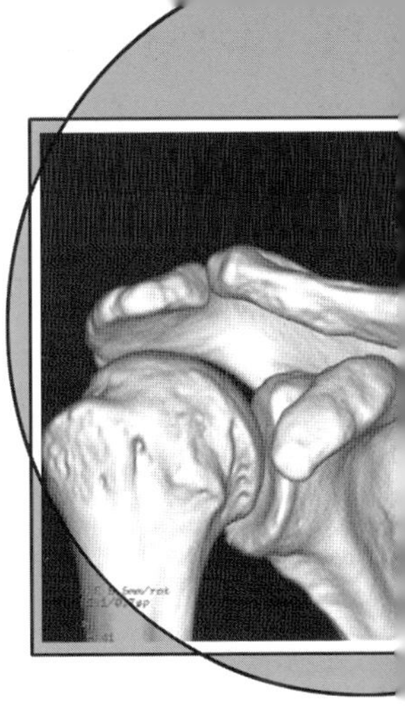

F. Duparc, X. Roussignol, F. Dujardin

Introduction

Après des années de luttes (parfois violentes) entre les partisans (souvent acharnés) de la butée coracoïdienne et les défenseurs (tout aussi inconditionnels) de l'intervention de Bankart, le GEEC a souhaité faire une mise au point à partir d'une étude de cohorte (année 2004) pour évaluer les résultats des techniques utilisées. Nous avons voulu, dans ce travail, préciser les lésions anatomiques osseuses, capsulaires et ligamentaires de l'instabilité que le chirurgien est amené à traiter, mais nous avons également voulu faire l'inventaire des lésions associées cartilagineuses, musculaires, tendineuses et nerveuses qui constituent des éléments susceptibles d'influencer l'évolution post-traumatique ou post-chirurgicale.

Les lésions osseuses

Lésions osseuses du bord antérieur de la cavité glénoïdale

Ces lésions osseuses ont reçu différents qualificatifs, témoignant de l'émoussement, de l'éculement, du pan coupé, de l'avulsion, de l'impaction. Ces notions de lésions osseuses du bord antérieur de la glène et donc d'altération de la continence de la cavité glénoïdale ont été mieux décrites par l'avènement des coupes tomodensitométriques. Ce fragment osseux avulsé ou écrasé est l'élément le plus visible, de même que l'aspect lisse et arrondi du bord osseux résiduel, mais ne doit pas faire perdre de vue les modifications osseuses de l'os subchondral et de l'os trabéculaire sous-jacent [1].

Il existe de même des lésions cartilagineuses puisque ces lésions résultent d'une impaction. A ces lésions cartilagineuses de l'impaction de la luxation initiale viennent s'ajouter les lésions cartilagineuses de cisaillement et d'impaction répétées et aggravées à chaque nouvelle luxation, et secondaires aux modifications des rapports normaux. Dans l'état actuel de nos connaissances, la filiation avec l'arthrose n'est pas confirmée mais compte tenu des lésions cartilagineuses, l'instabilité secondaire à des luxations répétées peut certainement être mise en cause dans la pathogénie de l'arthrose ultérieure. L'imputabilité de l'arthrose à une technique de stabilisation dans l'évolution postopératoire devrait prendre en compte ce paramètre souvent négligé des lésions chroniques du cartilage liées à l'instabilité et aux conditions de dysfonctionnement par mauvais centrage de l'articulation glénohumérale.

Les lésions osseuses humérales

L'encoche céphalique supérieure et postérieure (Malgaigne [2], Hill Sachs [3]) a été décrite depuis longtemps. Il a bien été précisé que cette encoche était susceptible de majorer l'instabilité [4].

Un élément fréquemment méconnu concerne les lésions cartilagineuses céphaliques postérieures, et qui résultent de lésions de passage et d'impaction. Ces lésions peuvent également être des lésions postopératoires liées à l'hyperpression induite par la tension capsulaire antérieure, et majorées lors de la rotation externe. Cette hypothèse pourrait expliquer la fréquence des lésions arthrosiques postérieures observées sur la tête humérale lors de la prise en charge des arthroses secondaires à une instabilité antérieure ou antéro-inférieure d'épaule.

Les lésions labrales

Le labrum glénoïdal peut être avulsé sur toute ou partie du bord antérieur et inférieur de la cavité glénoïdale. Ce segment avulsé peut être libre ou rester solidaire de la capsule comme en témoigne l'imagerie par arthro-tomodensitométrie. Il peut être fragmenté comme ceci apparaît le cas le plus fréquent.

Les lésions capsulaires

Ces lésions capsulaires peuvent être de trois types :
- *Désinsertion capsulaire* le long du bord de la cavité glénoïdale, avec une extension de cette désinsertion en continuité avec le périoste de la face antérieure du col de la scapula.
- *Distension de la capsule* au-delà des possibilités élastiques, ce qui ne permet donc pas de retour à un état de tension normale. Ceci a été bien démontré par des travaux récents [5, 6].
- *Désinsertion de la capsule sur le versant huméral.* Cette lésion doit être systématiquement recherchée, et peut constituer un élément de récidive de l'instabilité après une stabilisation parfaitement bien menée au niveau du bord de la glène.

Les lésions ligamentaires

Ces lésions ligamentaires peuvent survenir sur l'insertion capsulaire, et concernent tout particulièrement l'avulsion du ligament gléno-huméral inférieur. Ce ligament gléno-huméral inférieur est le frein de l'abduction et le frein des rotations de l'articulation gléno-humérale. La distension au-delà des possibilités d'élasticité du ligament gléno-huméral inférieur et son avulsion d'insertion expliquent les mesures que l'on peut obtenir cliniquement par le test d'hyperabduction passive de Gagey [7]. Il est indispensable de toujours vérifier quelle que soit la technique d'imagerie ou en peropératoire quelle que soit la technique de réparation, qu'il n'existe pas d'avulsion de l'insertion humérale du ligament gléno-huméral inférieur "HAGL" [8, 9].

Les lésions tendineuses

Ces lésions peuvent fréquemment accompagner des lésions d'une primo-luxation ou des luxations secondaires, et méritent d'être systématiquement recherchées. Les lésions du supra-épineux sont plus fréquentes au-delà de 40 ans, mais peuvent se limiter à des lésions de fissuration à la face profonde. Les lésions du subscapulaire post-traumatiques ou iatrogènes sont beaucoup plus fréquentes, indépendamment de l'âge du patient, et constitueront des limitations anatomiques de l'action du principal rotateur interne intrinsèque de l'articulation gléno-humérale, et donc une limitation du frein fonctionnel antagoniste de la rotation externe qui est le geste luxant le plus fréquent. Les lésions du tendon du chef long du biceps doivent être recherchées, à la fois sur l'imagerie préopératoire et lors du geste de réparation chirurgicale, de même que les lésions de la poulie médiale du biceps. Les lésions combinées labro-bicipitales, *Slap Lesion*, doivent également être dépistées et réparées pour éviter la persistance d'une épaule douloureuse après une stabilisation qui serait potentiellement tout à fait bien réalisée.

Chronologie des lésions de l'instabilité antéro-inférieure de l'articulation glénohumérale : Existe-t-il une relation entre la primo-luxation et l'installation d'emblée des conditions anatomiques et pathologiques de l'instabilité gléno-humérale antérieure ? Cette relation primo-luxation/primo-instabilité a fait l'objet de travaux qui conduisent à tenter de déterminer une population cible, qui justifierait pleinement l'indication d'une prise en charge chirurgicale d'emblée, sans attendre l'installation dans l'instabilité d'épaule après une ou plusieurs luxations récidivantes. Les travaux de Saragaglia [10] ont fait état d'une luxation récidivante dans 24,7 % des cas lors du suivi à court et moyen terme après traitement orthopédique de la primo-luxation, et d'un taux de chirurgie primaire de 6,9 %. Les travaux d'Hovelius [11] et les travaux de Robinson [12] ont conduit également à préciser un groupe de population à haut risque de récidive : patients jeunes, défaut de rééducation, traumatisme à haute énergie, déficit neurologique initial, rupture de coiffe, fracture initiale du bord de glène, plus ou moins fracture du tubercule majeur.

Des lésions nerveuses

Les lésions du nerf axillaire sont beaucoup plus fréquentes qu'on ne le croit. Le dépistage initial est souvent pris en défaut, par la présence d'un déficit très partiel, soit moteur, soit sensitif, soit mixte. L'état douloureux rend l'interprétation d'un déficit sensitif ou moteur ou mixte très aléatoire à la phase aiguë. Le déficit doit être recherché systématiquement en cours de récupération. Le déficit de la force musculaire lorsque l'épaule a retrouvé sa mobilité est souvent évocateur, chez des patients jeunes sans fonte musculaire deltoïdienne importante. De même, un état douloureux particulièrement intense, peut correspondre à une récupération de la sensibilité dans le territoire du nerf axillaire, sur un mode d'hyperesthésie, et pourrait être traité à tort comme un syndrome algoneurodystrophique ou recevoir l'étiquette également erronée de capsulite rétractile.

Les lésions musculaires

L'équilibre des couples des rotateurs, que l'on appelle communément la balance des rotateurs, a été étudié par Mc Quade [13]. Il apparaît que seule une faible contraction des rotateurs internes est nécessaire pour augmenter la stabilisation antérieure. Il avait été montré qu'un subscapulaire insuffisant avait une efficacité très aléatoire en fonction du déplacement de la tête humérale. Il existe également une diminution de l'activité et de la force musculaire [14]. Tous ces éléments conduisent à proposer un testing musculaire rigoureux lorsque l'épaule a récupéré sa stabilité et sa mobilité, pour engager si cela est nécessaire un travail d'évaluation isocinétique et un travail de renforcement adapté.

La faiblesse du deltoïde dans son rôle de stabilisateur a été soulignée par Lee [15]. Le deltoïde représente 20 % du capital musculaire de l'épaule, et contribue à la stabilisation de l'articulation gléno-humérale. Les travaux de Billuart [16] ont contribué à souligner ce rôle du deltoïde dans la mobilité en abduction. L'importance négligée des stabilisateurs de la scapula conduit à un défaut d'orientation dans les rapports glène-tête humérale par défaut de stabilisation et d'orientation de la scapula, tel que l'ont montré Matias et Pascoal [17].

Le déficit du contrôle proprioceptif

Ce déficit a été mis en évidence à la fois en préopératoire et en postopératoire. Il apparaît que ce déficit proprioceptif est persistant, et s'accompagne d'altérations fonctionnelles lors de l'examen électromyographique du deltoïde [18, 19]. Ceci correspond probablement à des lésions partielles peu évidentes du nerf axillaire à la phase initiale. Ce déficit conduit à un défaut dans la stabilisation de l'articulation gléno-humérale après reconstruction capsulaire et labrale.

En conclusion

Il apparaît que la réponse alternative binaire opposant butée ou capsuloplastie est assez limitée. Les déficits autour des lésions classiques anatomiques d'instabilité sont importants à prendre en compte. Cette prise en charge thérapeutique globale, incluant les muscles et surtout les rotateurs et le deltoïde, et le travail de récupération proprioceptive, conduira certainement à de meilleurs résultats.

Références

[1] SCHULZ C.V., ANETZBERGER H., PFAHLER M., REFIOR H.J., MULLER-GERBL M. 2004.Anterior shoulder instability modifies glenoid subchondral bone density. *Clin Orthop Rel Research 423: 259-63.*

[2] MALGAIGNE J.F. 1855. Traité des fractures et des luxations. *Paris, Ed. J.B. Baillère.*

[3] HILL H., SACHS M.D. 1940. The grooved defect of the humeral head. E.A. Frequented and unrecognized complication of dislocation of shoulder joint. *Radiology 35, 690-700.*

[4] ITO H., TAKAYAMA A., SHIRAI Y. 2000. Radiographic evaluation of the Hill-Sachs lesion in patients with recurrent anterior shoulder instability. *J Shoulder Elbow Surg 9, 6, 495-7.*

[5] MOLINA V., POULIART N., GAGEY O. 2004. Quantification of ligament laxity in anterior shoulder instability. *Surg Radiol Anat 26: 349-54.*

[6] RHEE Y.G., HA J.H., PARK K.J. 2006. Clinical outcome of anterior shoulder instability with capsular midsubstance tear. *J Shoulder Elbow Surg 15, 586-591.*

[7] GAGEY O.J., GAGEY N. 2001. The hyperabduction test. *J Bone Joint Surg (Br) 83(1) :69-74.*

[8] RICHARDS D.P., BURKHART S.S. 2004. Arthroscopic humeral avulsion of the glenohumeral ligaments (HAGL) repair. *Arthroscopy (20) Suppl 2, 134-141.*

[9] RHEE Y.G., CHO N.S. 2007. Anterior shoulder instability with humeral avulsion of the glenohumeral ligament lesion. *J Shoulder Elbow Surg 162, 188-192.*

[10] SARAGAGLIA D., PICARD F., LE BREDONCHEL TH, MONCENIS C., SARDO M., TOURNE Y. 2001. Les instabilities antérieures aiguës de l'épaule. Résultats à court et moyen terme du traitement orthopédique. *Rev Chir Orthop 87, 3, 215-220.*

[11] HOVELIUS L., AUGUSTINI B.G., FREDIN H., JOHANSSON O., NORLIN R., THORLING J. 1998. Primary anterior dislocation of the shoulder in young patients. A ten-year prospective study. *J Bone Joint Surg (Am), 80(2), 299-301.*

[12] ROBINSON C.M., DOBSON R.J. 2002. Anterior instability of the shoulder after trauma. *J Bone Joint Surg (Am) 84, 9, 1552-9.*

[13] Mc QUADE K.J., MURTHI A.M. 2004. Anterior glenohumeral force/translation behavior with and without rotator cuff contraction during clinical stability testing. *Clin Biomechanics 19(1): 10-15.*

[14] MELLER R., KRETTEK C., GÖSLING T., WÄHLING K., JAGODZINSKI M., ZEICHEN J. 2007. Recurrent shoulder instability among athletes: changes in quality of life, sports activity, and muscle function after following open repair. *Knee Surgery, Sports Traumatology, Arthroscopy, 15, 3, 295-304.*

[15] LEE S.B., AN K.N. 2002. Dynamic glenohumeral stability provided by three heads of the deltoid muscle: recent basic science and clinical advances in anterior glenohumeral instability. *Clin Orthop Rel Research, 400: 40-47.*

[16] BILLUART F. *et al.* 2007. 3D kinematics of the glenohumeral joint during abduction motion: an ex vivo study. *Surg Radiol Anat 2007, 29, 4: 291-5.*

[17] MATIAS R., PASCOAL A.G 2006. The unstable shoulder in arm elevation: a three-dimensional and electromyographic study in subjects. *Clin Biomechanics 21, Suppl 1, S 52-8.*

[18] HUNDZA S.R., ZEHR E.P. 2007. Muscle activation and cutaneous reflex modulation during rythmic and discrete arm tasks in orthopaedic shoulder instability. *Experimental Brain Research 179, 3:339-51*

[19] FREMEREY R., BOSCH U., FREITAG N., LOBENHOFFER P., WIPPERMANN B. 2006. Proprioception and EMG pattern after capsulolabral reconstruction in shoulder instability. Knee Surgery, Sports Traumatology, Arthroscopy, 14, 12: 1315-20.

Le point sur les techniques chirurgicales

O. Gagey

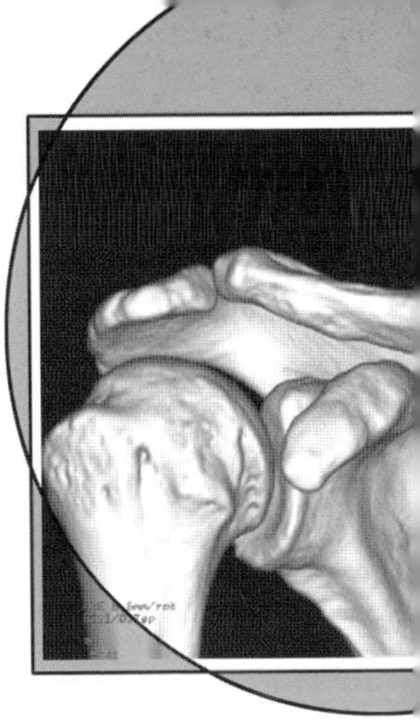

Introduction

L'histoire de la chirurgie de l'instabilité antérieure est riche en techniques diverses, affichant des succès souvent estimables mais qui ont progressivement été laissées de côté pour ne laisser aujourd'hui place qu'à deux concepts dominants : la re-tension capsulaire et le transfert du tendon conjoint improprement appelé butée.

Les techniques "historiques"

Que dire brièvement pour expliquer cette sélection (naturelle ?) progressive au cours de l'histoire ?

L'intervention de Putti Platt qui suturait en paletot le subscapularis laissait intouchée la partie la plus stratégique du ligament glénohuméral (entre 4 et 6 heures pour une épaule droite) dont on sait maintenant l'importance en matière de stabilisation de l'articulation gléno-humérale (AGH). La luxation antéro-interne se fait en dessous du subscapularis !

La butée costale armée, malgré ses résultats honorables souffrait d'une morbidité peu compatible avec la pathologie en cause et pouvait également négliger de couvrir la zone stratégique. On peut associer à cette évolution celle de la technique d'abaissement par ostéotomie du processus coracoïde.

Deux échecs plus récents sont à méditer car ils ont la même cause : il s'agit de celui de l'agrafage capsulaire et des premières tentatives de traitement arthroscopique (Caspari, 1988) [5]. Tous deux reposaient sur le concept d'effacement de la poche de décollement respectivement par agrafe posée à ciel ouvert et par suture de la poche par les points passés au travers de la glène. Le taux d'échec important s'explique par le fait que la poche de décollement n'a pas l'importance que la tradition lui prête. Il faut en effet garder à l'esprit que cette lésion, décrite historiquement par Broca et Hartman en 1890 [3, 4] concernait un cas unique de luxation antérieure par choc direct. Son existence n'a jamais été validée depuis dans les luxations indirectes qui sont de loin les plus fréquentes.

Physiopathologie de l'instabilité

Si le labrum contribue à la stabilité de l'épaule, sa lésion isolée ne peut pas donner lieu à une instabilité pas plus qu'une lésion de Bankart isolée (résection du labrum associée à une désinsertion capsulaire entre 6 et 2 heures) (Pouliart and Gagey, 2006 et 2008) [10, 11, 12]. Si l'on ajoute à ce qui précède le caractère exceptionnel de la poche de décollement, cela nous oblige à chercher ailleurs la cause majeure de l'instabilité. L'abduction dans l'AGH est limitée par le hamac formé par le LGHI (Fig. 1). La laxité du ligament glénohuméral inférieur (LGHI) est le seul élément constamment présent dans l'instabilité récidivante de l'épaule, elle est mise en évidence par le test d'hyperabduction (Gagey and Gagey, 2001 ; Molina, Pouliart, and Gagey, 2004) [6, 8] (Fig. 2). La luxation initiale provoque une distension plastique initiale du LGHI (Bigliani, 1992) [2], distension qui s'aggrave probablement lors de récidives expliquant le caractère progressivement atraumatique des récidives. La lésion de Bankart correspond aux lésions traumatiques causées par le passage de la tête devant le rebord glénoïdien ; elle ne résume pas, à elle seule, les causes de la récidive.

La notion de laxité ligamentaire permet d'unifier le concept d'instabilité quelles que soient les circonstances historiques de sa survenue : traumatique ou atraumatique, c'est-à-dire sans ou avec une hyperlaxité constitutionnelle associée.

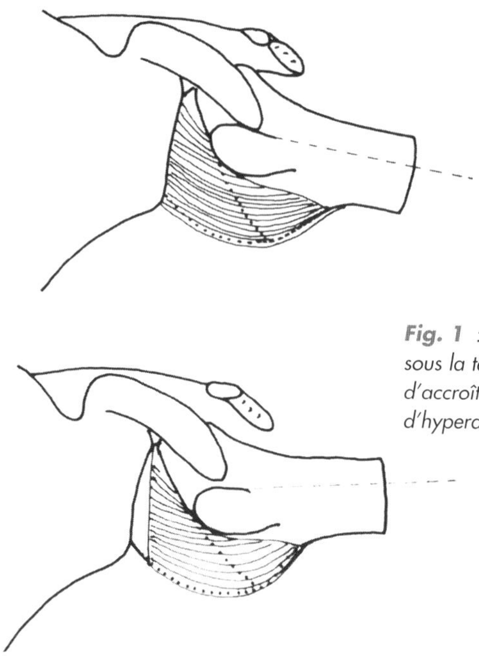

Fig. 1 : En haut, lors de l'abduction le LGHI est tendu et forme un hamac sous la tête qui limite l'abduction. Seule la section de ce ligament permet d'accroître l'amplitude d'abduction : c'est la base physiologique du test d'hyperabduction.

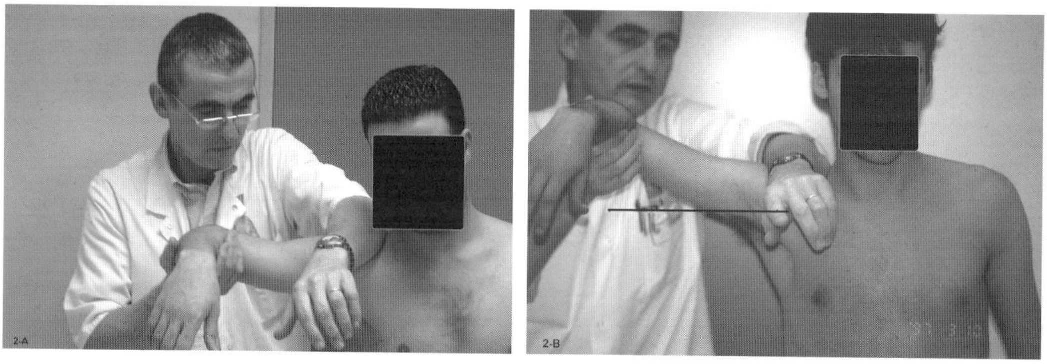

Fig. 2 : Test d'hyperabduction : a) test négatif - b) test positif

La chirurgie aujourd'hui

Il existe deux grands types de capsuloplasties :

Leur point commun est de retendre un ligament distendu (déformation plastique initiale progressivement aggravée par les récidives).

La re-tension peut se faire à la glène : intervention de Bankart [1], plus ou moins modifiée ou sur l'humérus : capsuloplastie de Neer [9]. La différence d'indication repose sur l'importance de la lésion de Bankart : en cas d'absence de désinsertion du bourrelet, l'intervention de Neer est tout à fait licite et peut être plus facile que la réparation à la glène.

Il existe plusieurs variantes techniques de cette remise en tension de la capsule. La seule question aujourd'hui mal résolue est celle du réglage qui permet de retendre le ligament suffisamment pour stabiliser mais sans excès afin de préserver la mobilité articulaire.

Le principal inconvénient de cette technique chirurgicale par rapport à la technique arthroscopique est l'agressivité vis-à-vis du subscapularis dont la réparation doit être excessivement soigneuse. Le lâchage de la réparation du subscapularis est non seulement une cause d'échec immédiat de la stabilisation mais également une mise en grand danger de l'avenir de l'épaule au plan fonctionnel global.

La butée coracoïdienne, ou le transfert du coraco-biceps

Nous avons ici un problème de nomenclature ! Le fragment de processus coracoïde utilisé est souvent trop petit et n'a pas la morphologie adaptée pour qu'il soit possible à la tête humérale de prendre appui dessus de manière efficace. La lyse de la butée est loin d'être synonyme d'échec de la stabilisation. Il est très probable que l'élément actif principal de cette intervention soit le transfert du large tendon conjoint exactement sur le lieu de la "sortie" de la tête humérale. C'est d'ailleurs ce placement du tendon qui est l'élément critique de l'intervention. Pour stabiliser la tête, le transfert doit occuper la zone stratégique comprise entre le tendon de la longue portion du muscle triceps et le bord inférieur du subscapularis c'est-à-dire être situé entre 6 et 4 heures.

La question reste posée de savoir si la discision du subscapularis est moins ou plus agressive que la section des deux tiers supérieurs du muscle.

Le triple verrouillage de Patte est une combinaison des deux concepts exposés ci-dessus.

Quand doit-on avoir recours à une butée au sens strict du terme ?

Itoi (Itoi *et al.* 2000) [7] nous propose une valeur limite de 15 % de la surface de la glène : en dessous de cette valeur, la perte de substance osseuse n'a pas d'influence notable sur la stabilité expérimentale de la tête humérale. Dans ces rares cas, la butée coracoïdienne placée de manière adéquate pour combler la perte de substance et assurer une position correcte du transfert semble logique.

L'association de la capsuloplastie à une reconstruction par greffon iliaque est également logique. Dans les deux cas l'interposition de la capsule entre tête et butée est essentielle pour recréer une surface "articulaire" au niveau de la butée. Dans notre expérience le recours à une butée est tout à fait rare.

Références

[1] BANKART A.S. 1938. The pathology and treatment of recurrent dislocation of the shoulder joint. *Br J Surg 26: 23-29.*

[2] BIGLIANI L.U. *et al.* 1992. Tensile properties of the inferior glenohumeal ligament. *J Orthop Res 10:187-90.*

[3] BROCA A., H. HARTMANN 1890. Contribution à l'étude des luxations de l'épaule (luxations dites incomplètes, décollements périostiques, luxations directes et luxations indirectes). *Bull Soc Anat 1890:4: 312-36.*

[4] BROCA A., H. HARTMANN 1890. Contribution à l'étude des luxations de l'épaule (luxations anciennes et luxations récidivantes). *Bull Soc Anat 5: 416-23.*

[5] CASPARI R.B. 1988. Reconstruction for anterior shoulder instablity. *Tech Orthop 3: 59-66.*

[6] GAGEY O.J., N.F. GAGEY 2001. The hyperabduction test. *J Bone Joint Surg 83B: 69-74.*

[7] ITOI E. *et al.* 2000. The effect of a glenoid defect on antero inferior stability of the shoulder after Bankart Repair: A cadaveric study. *J Bone Joint Surg 82A: 35-46.*

[8] MOLINA V., N. POULIART, O. GAGEY. 2004. Quantitation of ligament laxity in anterior shoulder instability: an experimental cadaver model. *Surg Radiol Anat 26 :349-54.*

[9] NEER C.S., C.R. FOSTER 1980. Inferior capsular shift for involuntary and multidirectional instability of the shoulder: A preliminary report. *J Bone Joint Surg 62A : 897-908.*

[10] POULIART N., O. GAGEY 2006. The effect of isolated labrum resection on shoulder stability. *Knee. Surg. Sports Traumatol Arthrosc 14 : 301-08.*

[11] POULIART N., S. MARMOR, O. GAGEY 2006. Simulated capsulolabral lesion in cadavers: dislocation does not result from a bankart lesion only. *Arthroscopy 27: 748-54.*

[12] POULIART N., O. GAGEY. 2008. Consequences of a Perthes-Bankart lesion in twenty cadaver shoulders. *J Shoulder Elbow Surg 17: 627-635.*

Evolution des techniques arthroscopiques

P.-H. Flurin, S. Guillo et le GEEC

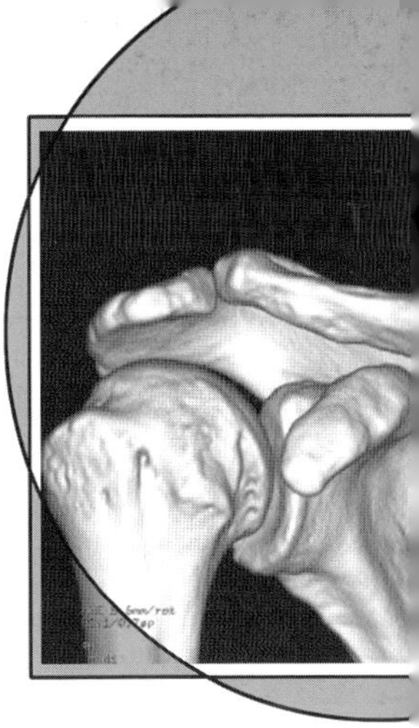

Introduction

"Lorsqu'elles récidivent souvent, les luxations entraînent l'abandon des activités sportives et l'inaptitude aux activités militaires... Dans ces cas on peut effectuer une ***brûlure au fer rouge*** *de la peau du creux axillaire... Ainsi l'espace dans lequel s'échappait la tête humérale est rétracté et comblé..."* ...depuis Hippocrate [8] la prise en charge chirurgicale des instabilités de l'épaule a heureusement progressé afin de permettre une stabilisation de l'articulation sans sacrifice fonctionnel. Tel est tout l'enjeu des techniques arthroscopiques : comment stabiliser une épaule, de façon fiable, tout en respectant la physiologie articulaire afin de tendre vers une restitution complète de la fonction et de préserver l'avenir de cette articulation majeure chez un sujet jeune et le plus souvent sportif.

Depuis les premières stabilisations sous arthroscopie au début des années 80, les techniques ont beaucoup et rapidement évolué sous l'influence de chirurgiens pionniers passionnés et inventifs qui ont développé des systèmes d'ancrage et des ancillaires adaptés mais qui ont surtout contribué à une meilleure connaissance de l'anatomie osseuse et ligamentaire ainsi que des lésions responsables de l'instabilité. En effet, seule l'arthroscopie a permis une analyse fine de cette anatomie complexe qui autorise ce subtil équilibre entre une très grande mobilité et une stabilité permettant de propulser une balle de tennis à plus de 200 km/h ou de plaquer un Chabal de plus de 100 kg lancé à pleine vitesse sur la pelouse du stade de France.

Les agrafes et rivets

C'est Lany Johnson [7] qui a décrit en 1982 les premières stabilisations sous arthroscopie. Il partait du principe que pour stabiliser une épaule, il fallait fermer la lésion de Bankart par laquelle s'échappait la tête humérale. Il eut l'idée d'utiliser des agrafes métalliques pour fermer ce décollement et lui permettre de cicatriser sur le col de la glène. Malheureusement après de premiers résultats encourageants, on constata avec un peu plus de recul, non seulement des taux d'échecs allant de 12 à 33 % [16] mais surtout des migrations de matériel de 8 à 26 % (Fig. 1) et jusqu'à 54 % de douleurs résiduelles [25].

Pour pallier à ces inconvénients, Warren [22, 23] eut l'idée en 1990 de remplacer les agrafes par des rivets résorbables ou Suretac® afin de réduire le risque lié à la migration ou à l'agressivité potentielle du métal dans l'articulation. Cette technique fit progresser les résultats par une meilleure retension longitudinale avec 10 à 24 % de récidives [9, 10, 11, 18]. Resch [12, 17] décrivit même en 1997 une technique de fixation extracapsulaire avec une voie à 5 heures (Fig. 2) mais la résorption trop rapide et les quelques réactions adverses liées au PGA entraînèrent l'abandon progressif de cette technique à la fin des années 90.

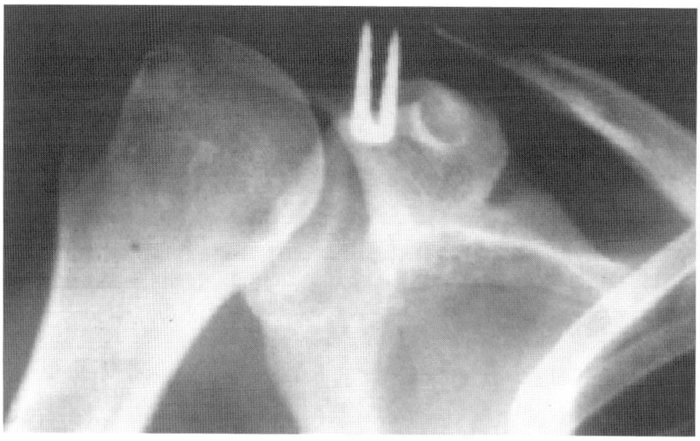

Fig. 1

***Fig. 2** : Fixation par Suretac*

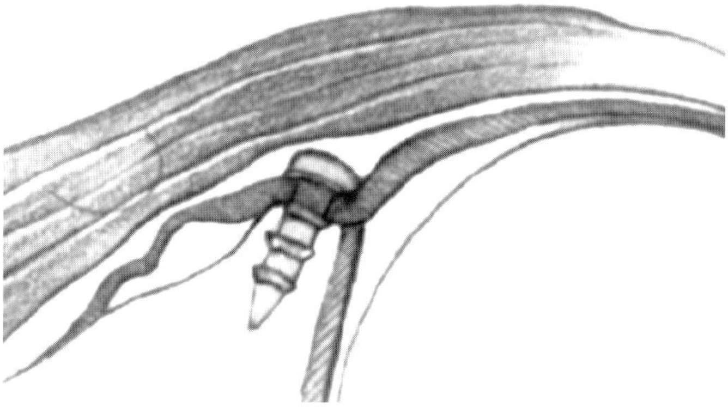

Les sutures transglénoïdiennes

Décrite par Craig Morgan [15) en 1987, la suture transglénoïdienne en U (Fig. 3) était censée éviter l'utilisation des agrafes et améliorer la traction ligamentaire mais la fermeture insuffisante du défect antéro-inférieur entraîna, malgré l'absence de récidive décrite par son promoteur, un taux d'échecs de 34 % en moyenne dans les séries publiées par la suite.

R. Caspari et F.H. Savoie [6] montrèrent à l'AAOS en 1987 une technique assez proche de sutures transglénoïdiennes multiples, mais les résultats restèrent, eux aussi, pénalisés par la fixation au travers d'un seul tunnel transosseux au-dessus de l'équateur de la glène et des sutures appuyées sur l'aponévrose postérieure.

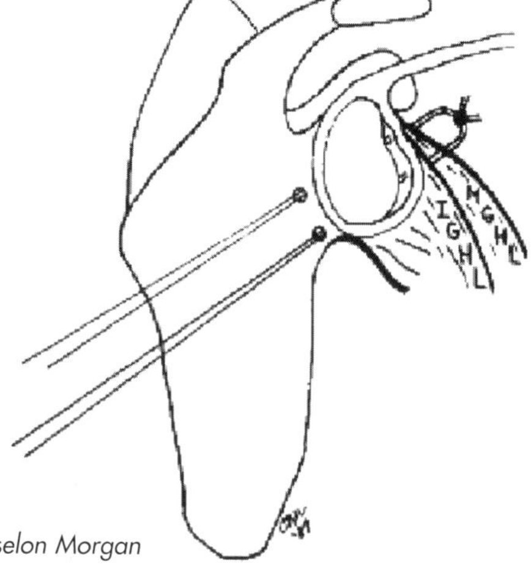

***Fig. 3** : Suture transglénoïdienne en U selon Morgan*

Les ancres de réinsertion

En 1989, Eugène Wolf [24], chirurgien arthroscopiste, digne descendant des grands pionniers de l'ouest américain, basé à San Francisco ouvrit l'ère moderne de la chirurgie arthroscopique de l'épaule avec l'utilisation des premières ancres de réinsertion et en particulier de la mythique G2 Mitek®. Sa technique princeps décrite en 1993 dans *"Operative Techniques in Orthopedics"* permet à la stabilisation arthroscopique de commencer à pouvoir se comparer au classique Bankart à ciel ouvert (Fig. 4) et les ancres de réinsertion deviennent rapidement le gold standard des techniques arthroscopiques.

Mais le taux de récidive de ces techniques est resté supérieur à celui des butées coracoïdiennes [21] et en particulier du triple verrouillage de Patte comme le montre l'étude de la Société Française d'Arthroscopie en 1993 et celle de la SoFCOT en 1999. Pourtant les utilisateurs encore minoritaires sentent que des améliorations sont possibles au travers du type d'ancres, de fils plus résistants et du matériel ancillaire encore largement perfectible.

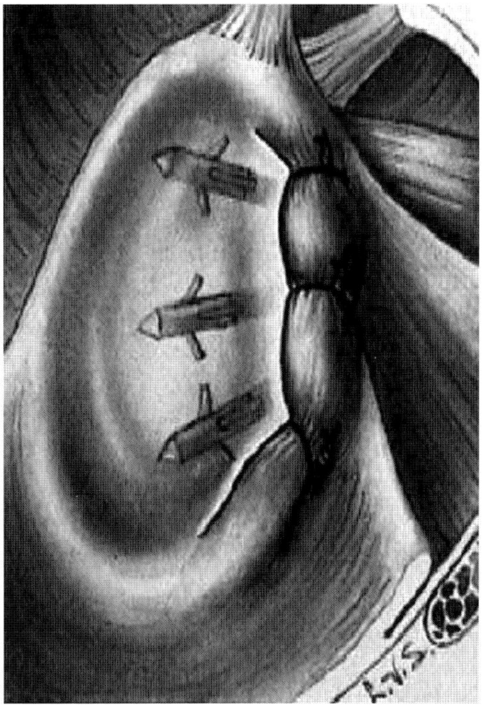

Fig. 4 *: Capsuloplastie par ancres Mitek® selon Wolf*

L'apport de la capsuloplastie

Une meilleure prise en compte de la lésion, et en particulier de la déformation plastique de la capsule articulaire et du ligament glénohuméral inférieur, incite les chirurgiens à améliorer le geste de capsuloplastie. Boileau [3] a insisté sur la nécessité d'une retension sud-nord mais aussi est-ouest du complexe ligamentaire après un geste de libération capsulaire élargi afin de mieux mobiliser le plan ligamentaire souvent cicatrisé en mauvaise position. Tauro [20] décrivit d'ailleurs en 2002 une technique de plastie capsulaire en Z proche des techniques de recouvrement cutané.

Ces principes ont été associés plus récemment par Lafosse [13] à une fixation renforcée, avec double rangée d'ancrages, décrite sous le nom de Cassiopée en 2006 (Fig. 5).

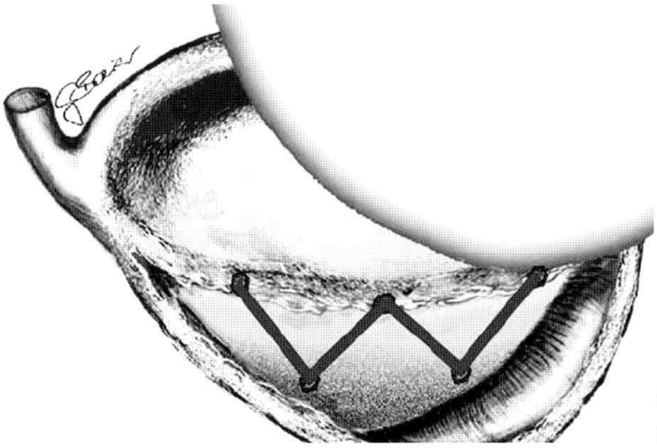

Fig. 5 *: Capsuloplastie renforcée dite Cassiopée selon Lafosse*

Prise en compte des défects osseux

Au travers d'une publication dans *Arthroscopy* en octobre 2000, Burkhart et De Beer [5] ont rappelé l'importance de la prise en compte des défects osseux dans le pronostic des récidives et dans la décision chirurgicale. Sur 194 interventions de type Bankart réalisées sous arthroscopie, ils ont observé 21 récidives (10.8 %).

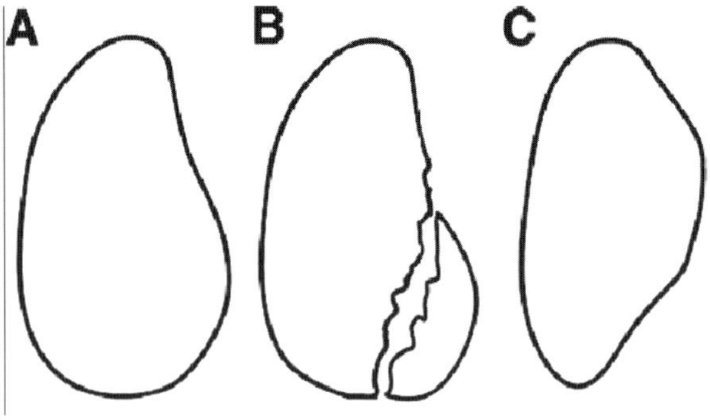

Fig. 6 *: Concept de poire inversée de Burkhart et De Beer*

Dans le groupe "sans lésion osseuse" (173 épaules), ils n'ont retrouvé que 4 % de récidives, alors que dans le groupe avec lésion osseuse (poire inversée ou Hills Sachs engageante) (21 épaules), ils ont noté 67 % de récidives.

L'importance du défect osseux glénoïdien mais aussi huméral doit ainsi être pris en compte dans le choix entre un geste ligamentaire pur ou une technique de reconstruction osseuse.

Parallèlement à cela, Hardy [1] a publié ses résultats d'osteosynthèse de fractures de glène sous arthroscopie et Sugaya [19] a montré les possibilités de réinsertion et de consolidation d'un fragment osseux du rebord antérieur de la glène dans le cadre d'une réinsertion ligamentaire sous arthroscopie.

Dans le sillage de cette prise de conscience croissante de l'importance du défect osseux glénoïdien, des techniques de butée coracoïdienne commencent à être décrites comme techniquement possibles sous arthroscopie en particulier par L. Lafosse [14] mais le recul encore faible ne permet pas d'en connaître les résultats et complications éventuelles [2].

L'encoche humérale lorsqu'elle est volumineuse est certainement aussi un facteur de risque de récidive. Wolf [4], promoteur des premières méthodes de réinsertion ligamentaire a décrit récemment une technique de remplissage de cette encoche postérieure par le tendon de l'infra-épineux ténodésé au fond du défect osseux (Fig. 7).

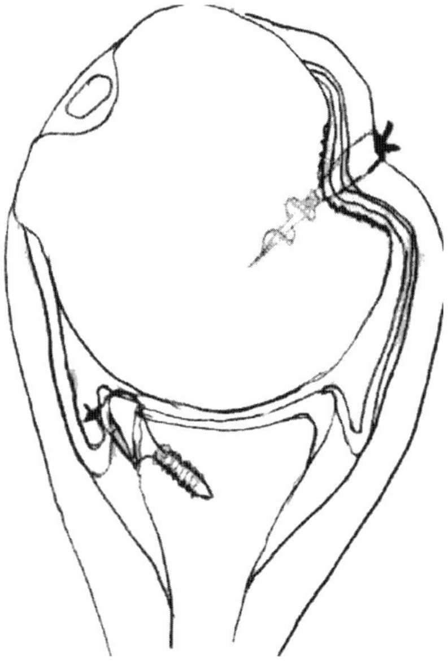

Fig. 7 *: Technique de remplissage de l'encoche postérieur par ténodèse de l'infra épineux selon Wolf.*

Série GEEC 2007

Lors de l'étude multicentrique du *Groupe d'Etude de l'Epaule et du Coude (GEEC)*, une série de plus de 300 stabilisations sous arthroscopie a été analysée. L'évolution des techniques vers plus de solidité dans les montages semble se préciser avec l'utilisation plus fréquente de fils non résorbables et l'augmentation du nombre d'ancres de réinsertion par patient (3 ancres ou plus dans 80 % des cas). On note aussi une capsuloplastie sud-nord dans plus de 63 % des cas.

Conclusion

Les techniques de stabilisation arthroscopique de l'épaule continuent à progresser afin de s'approcher, dans la mesure du possible, de la technique la plus efficace et la moins invasive. Ses résultats doivent continuer à être analysé avec rigueur et objectivité sans oublier ce que nous enseignait Hippocrate, médecin et philosophe :

"La vie est courte, l'art est long, l'occasion fugitive, l'expérience trompeuse, le jugement difficile."

Références

[1] BAUER T., SOUBEYRAND M., HARDY P. 2006. Arthroscopic treatment of shoulder fractures. *Chir Main. 25 Suppl 1: S75-81.*

[2] BOILEAU P., BICKNELL R.T., BENCHIKH E.L., FEGOUN A., CHUINARD C. 2007. Arthroscopic Bristow Procedure for Anterior Instability. *Arthroscopy 23; 6: 593-601.*

[3] BOILEAU P., VILLALBA M., HERY J.Y., BALG F., AHRENS P., NEYTON L. 2006. Risk factors for recurrence of shoulder instability after arthroscopic Bankart repair. *J Bone Joint Surg Am. 88: 1755-1763.*

[4] BUDOFF J.E., WOLF E.M. 2006. Arthroscopic treatment of glenohumeral instability. *J Hand Surg [Am]. 31; 8: 1387-96.*

[5] BURKHART S.S., DE BEER J.F. 2000. Traumatic glenohumeral bone defects and their relationship to failure of arthroscopic Bankart repairs: Significance of the inverted-pear glenoid and the humeral engaging Hill-Sachs lesion. *Arthroscopy. 16: 677-94.*

[6] CASPARI R.B. 1988. Arthroscopic reconstruction for anterior shoulder instability. *Tech Orthop. 3 : 59-66.*

[7] DETRISAC D.A., JOHNSON L.L. 1993. Arthroscopic shoulder capsulorraphy using metal staples. *Orthop Clin North Am. 24 : 71-88.*

[8] FLURIN P.H. 2006. Shoulder dislocations by Hippocrates, Index orthopedie. *Traumatologie du sport, vol 3, N° 3.*

[9] FLURIN P.H., ALLARD M. 2002. Arthroscopic anterior stabilisation of the shoulder using resorbable pegs: 58 cases. *J Bone Joint Surg (Br) 84, suppl 1, 2002-40.*

[10] FLURIN P.H. 2001. Results of the arthroscopic treatment of shoulder instability-Monocentric 67 cases, Perspective en arthroscopie. *Springer edit. 164-167.*

[11] FLURIN P.H., ALLARD M. 2001. Arthroscopic treatment for the shoulder instability. *Rev Chir Orthop - Volume 87 - Masson edit. p 2S52.*

[12] KARTUS C., KARTUS J., MATIS N., FORSTNER R., RESCH H. 2007. Long-term independent evaluation after arthroscopic extra-articular Bankart repair with absorbable tacks. *J Bone Joint Surg Am. 89 ; 7:1442-8.*

[13] LAFOSSE L., BAIER G.P., JOST B. 2006. Footprint Fixation for Arthroscopic Reconstruction in Anterior Shoulder Instability: The Cassiopeia Double-row Technique. *Arthroscopy 22 ; 2 : 231.e1-231.e6.*

[14] LAFOSSE L., LEJEUNE E., BOUCHARD A., KAKUDA C., GOBEZIE R., KOCHHAR T. 2007. The Arthroscopic Latarjet Procedure for the Treatment of Anterior Shoulder Instability. *Arthroscopy 23 ; 11 : 1242.*

[15] MORGAN C.D., BODENSTAB A.B. 1987. Arthroscopic Bankart suture repair. *Arthroscopy. 3:111-22.*

[16] NERISSON D., KEMPF J.F., BONNOMET F., GASTAUD F. 1996. Traitement arthroscopique de l'instabilité antérieure de l'épaule par capsulorraphie avec agrafage. *Rev Chir Orthop 82 ; 4 : 275.*

[17] RESCH H., POVACZ P., WAMBACHER M., SPERNER G., GOLSER K. 1997. Arthroscopic extra-articular Bankart repair for the treatment of recurrent anterior shoulder dislocation. *Arthroscopy. 13; 2:188-200.*

[18] SPEER K.P., WARREN R.F., PAGNANI M. *et al.* 1996. An arthroscopic technique for anterior stabilization of the shoulder with a bioabsorbable tack. *J Bone Joint Surg Am. 78:1801-7.*

[19] SUGAYA H., MORIISHI J., KANISAWA I., TSUCHIYA A. 2006. Arthroscopic osseous Bankart repair for chronic recurrent traumatic anterior glenohumeral instability. Surgical technique. *J Bone Joint Surg Am. 88 Suppl 1 Pt 2:159-69.*

[20] TAURO J.C. 2000. Arthroscopic inferior capsular split and advancement for anterior and inferior shoulder instability. *Arthroscopy 16 ; 5 : 451-6.*

[21] WALCH G., BOILEAU P., LEVIGNE C., MANDRINO A., NEYRET P., DONELL S. 1995. Arthroscopic stabilization for recurrent anterior shoulder dislocation: Results of 59 cases. *Arthroscopy. 11:173-9.*

[22] WARNER JJP, MILLER M.D., MARKS P. *et al.* 1995. Arthroscopic Bankart repair with the Suretac device. Part I: Clinical observations. *Arthroscopy. 11: 2-13.*

[23] WARNER JJP, WARREN R.F. 1991. Arthroscopic Bankart repair using a cannulated, absorbable fixation device. *Oper Tech Orthop. 1:192-8.*

[24] WOLF E.M. 1993. Arthroscopic capsulolabral repair using suture anchors. *Orthop Clin North Am. 24 : 59-69.*

[25] ZUCKERMAN J.D., MATSEN F.A. 1984. Complications about the glenohumeral joint related to the use of screws and staples. *J Bone Joint Surg Am. 66 :175-80.*

Epidémiologie de la série

P. Thoreux. T. Begue

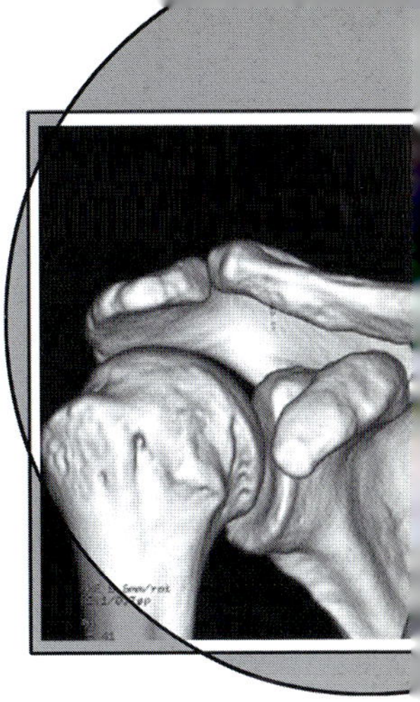

Quelles sont les données générales de cette série prospective multicentrique ?

Données générales

Lors de la phase initiale de recrutement fin 2003, 44 structures privées et publiques ont été contactées représentant 27 villes au travers de l'hexagone et des Dom Tom. Parmi ces 44 structures, 32 équipes, réparties sur 21 villes, ont accepté de participer à ce symposium. Les équipes se répartissent en 21 équipes provenant de CHU et 11 structures privées.

L'Ile-de-France regroupe 6 services de l'Assistance Publique et 2 structures privées.

55 chirurgiens ont participé à la collecte des données et à la revue des patients (36 chirurgiens seniors et 19 chirurgiens juniors). L'ensemble des équipes et membres ayant participé à ce symposium est colligé dans le tableau 1 et la figure 1. Ces 32 équipes ont permis de recueillir 1018 dossiers inclus initialement et 927 dossiers finalement retenus.

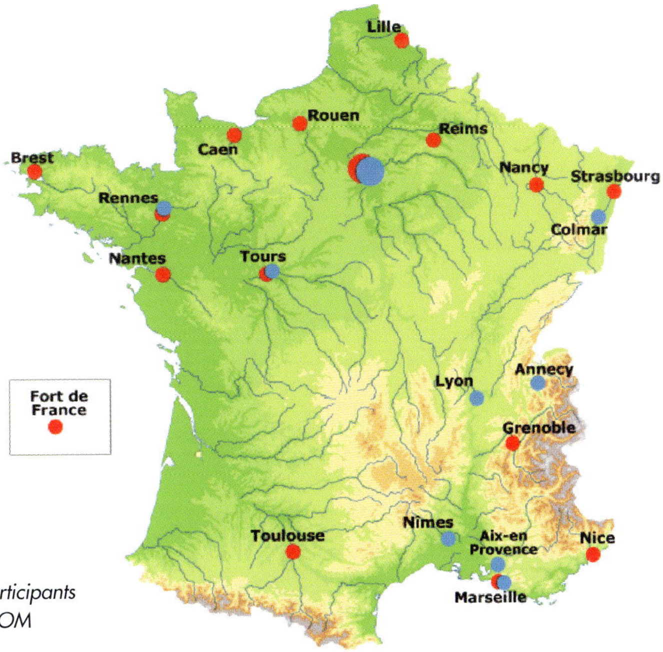

Fig. 1 *: Répartition des centres participants sur l'hexagone et les DOM-TOM*

Tableau 1 :

Ville	Centre hospitalo-universitaire	Centre privé
Aix-en-Provence		F. Kelberine / M. Reckhaus
Annecy		B. Toussaint
Brest	D. Le Nen / J. Richou	
Caen	C. Hulet / S. Emily	
Colmar		P. Gleyze / N. Gomes
Fort-de-France	O. Delattre / L. Stratan	
Grenoble	D. Saragaglia / D. Rubens / H. Pichon	
Lille	C. Mainou	
Lyon		G. Walch / L. Nové-Josserand
Marseille	A. Rochwerger / M. Reckhaus	R. Aswad / E. Charpail
Nancy	H. Coudane / T. George / D. Mole / F. Sirveaux / F. Wein	
Nantes	J. Letenneur / R. Guillou	
Nice	P. Boileau / C. Pelegri	
Nîmes		J.M. Glasson
Paris	P. Hardy / N. Graveleau / N. Pujol / N. Billot, P. Thoreux / T. Bégué / O. Gagey / J. Allain / A. Poignard / B. Augereau / T. Grégory / F. Khiami / J.M. Fidelaire	J.M. Postel D. Fontes / P. Landreau
Reims	C. Nérot	
Rennes	H. Thomazeau	P. Collin
Rouen	F. Duparc / J.F. Ménard	
Strasbourg	JF. Kempf / P. Clavert	
Toulouse	P. Mansat / N. Bonnevialle	
Tours	L. Favard / G. Bacle	D. Oudet

Ces dossiers se répartissent en près de 2/3 de dossiers venant des structures publiques (n = 560) et 1/3 venant des structures privées (n = 367).

La répartition des dossiers par centre montre une inhomogénéité de répartition entre les 32 centres. En effet, plus de 260 dossiers proviennent de 2 seuls centres : Nice (P. Boileau) (n = 169) et Lyon (L. Nové-Josserand et G. Walch) (n = 117).

4 centres se détachent ensuite avec un nombre de dossiers compris entre 50 et 100 : Ambroise Paré-Paris (P. Hardy), Marseille (R. Aswad), Clinique du Sport-Paris (D. Fontes), Nancy (D. Mole).

9 centres ont inclus 20 à 50 dossiers : Strasbourg (P. Clavert, J.F. Kempf) Toulouse (P. Mansat), Nîmes (J.M. Glasson), Annecy (B. Toussaint), Grenoble (D. Saragaglia), Rennes (H. Thomazeau), Pitié-Paris (F. Khiami), Tours (L. Favard), Colmar (P. Gleyze).

Tous les autres centres ont inclus moins de 20 dossiers.

L'histogramme de répartition est représenté dans la figure 2.

La répartition des dossiers, en fonction des techniques chirurgicales utilisées, est résumée dans le tableau 2.

Un malade sur deux a été opéré par une butée osseuse pré-glénoïdienne de type Latarget (n = 464). 43 % des patients sont opérés par une stabilisation arthroscopique (n = 400) et seuls 7 % d'entre eux sont opérés par stabilisation de type capsuloplastie chirurgicale (n = 63).

Les structures publiques opèrent 50 % de leurs patients sous arthroscopie et 42 % par butée.

Les structures privées opèrent 64 % de leurs patients par butée et 32 % sous arthroscopie. Cette différence est significative ($p = 10^{-6}$) mais il faut noter un effet centre très important lié au mode d'exercice des deux centres apportant chacun plus de 100 dossiers.

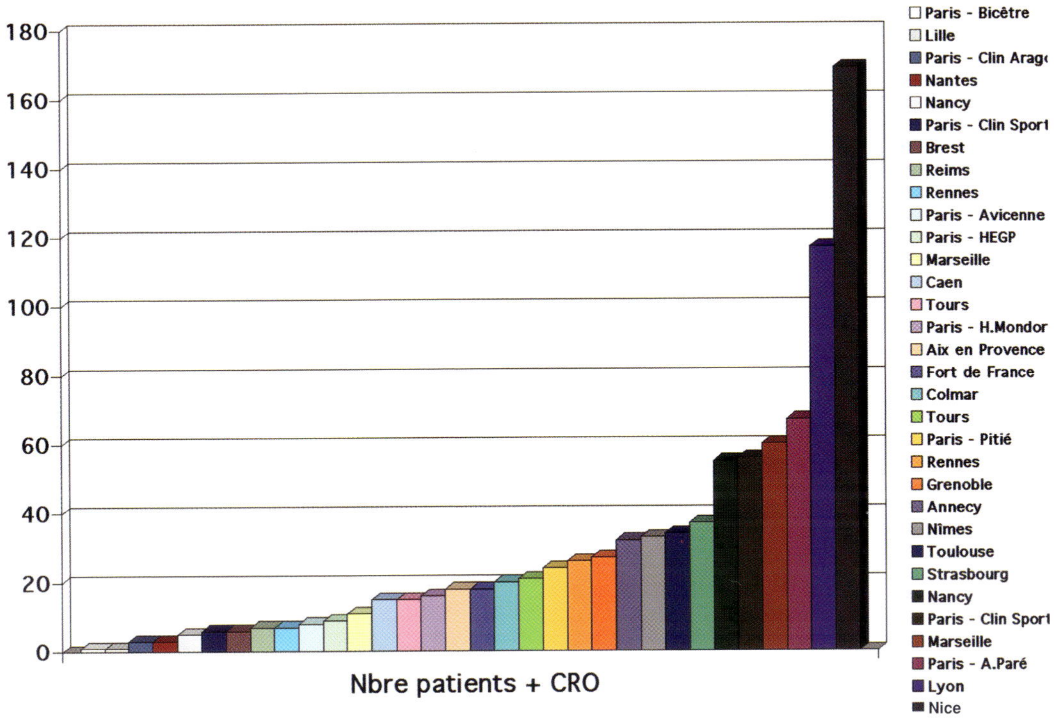

Fig. 2 : Histogrammes de répartition des dossiers par centre

Tableau 2 : Répartition des techniques utilisées en fonction de la nature privée ou publique du centre

	Butées	Capsuloplasties chirurgicales	Capsuloplasties arthroscopiques	Total
Privé	224	14	114	352
Public	240	49	286	575
Total	**464**	**63**	**400**	**927**

$p = 10^{-6}$ ***

Il est intéressant de noter que seuls 8 centres pratiquent une technique chirurgicale exclusive (7 de ces 8 centres réalisant exclusivement des butées). 17 centres ont recourt à 2 types d'intervention :

- technique uniquement à ciel ouvert : 2 centres,
- technique uniquement capsulaire (arthroscopique ou chirurgicale) : 2 centres,
- Orientation partagée entre butée ou technique arthroscopique :
  - A prédominance des butées (> 70 %) : 7 centres dont le centre de Lyon.
  - A prédominance d'arthroscopie (> 70 %) : 4 centres dont Nice.
  - Pour part égale : 2 centres.

Caractéristiques générales

Les patients opérés ont une large prédominance masculine (4 hommes pour 1 femme) et 60 % sont opérés du côté droit. Il s'agit dans 60 % des cas du côté dominant.

L'âge au moment de la première luxation est de 23 ans en moyenne et l'âge au moment de l'intervention de 28,2 ans.

Si l'on analyse ces caractéristiques générales en fonction de l'intervention chirurgicale réalisée, il n'existe pas de différence significative en dehors de l'âge : l'âge moyen du groupe "Arthroscopie" est plus élevé d'un an que celui du groupe "Butée".

L'analyse des activités professionnelles (Fig. 3) retrouve un pourcentage important de professions sédentaires (39 % dans la population générale) et une répartition superposable des autres catégories (sans profession, manuels légers et manuels lourds). Cette répartition se retrouve dans toutes les catégories d'intervention et les stabilisations par butée ne sont pas du tout l'apanage des professions manuelles lourdes et l'arthroscopie celle des professions sédentaires.

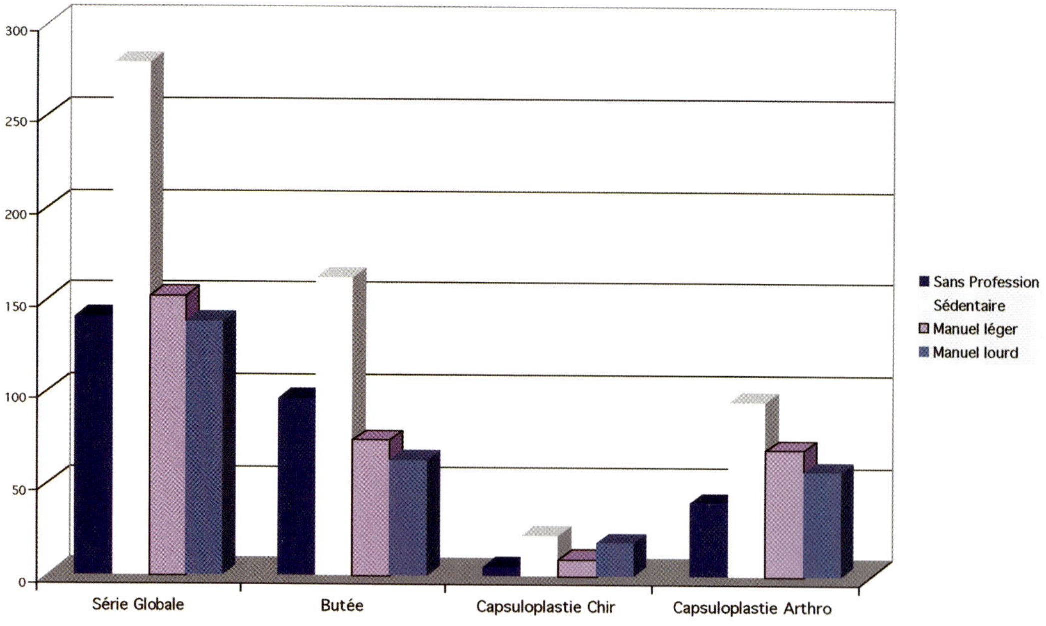

***Fig. 3** : Histogrammes de répartition des catégories professionnelles en fonction de la technique opératoire utilisée*

Les catégories de sport pratiqué sont explicitées par la figure 4. On note dans la série globale, une prépondérance des sports avec armés (37,3 %), armés simple ou armés contrés mais 1 patient sur 5 n'est pas sportif. Il n'y a pas de différence significative en fonction du type de chirurgie pratiquée ; il faut simplement noter une petite tendance à opérer plus de sédentaires dans le groupe Arthroscopie.

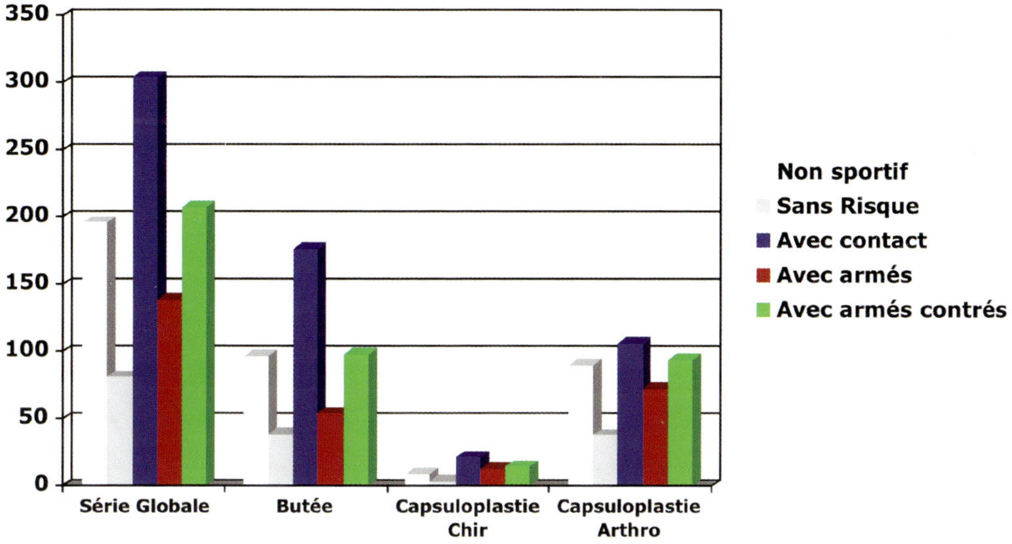

Fig. 4 *: Histogrammes de répartition des catégories de sport pratiqué en fonction de la technique opératoire utilisée*

Le niveau sportif avant la luxation est représenté par les histogrammes de la figure 5. Les sportifs de loisirs représentent la catégorie la plus importante avec près de 1 patient sur 2 dans la série globale. Il existe une différence significative de répartition du niveau sportif selon le geste chirurgical : dans le groupe capsuloplastie arthroscopique, il y a plus de sportifs de haut niveau (8.3 % contre 6.7 % dans la série globale ou 6 % dans la série Butée) et plus de sportifs de loisirs (53 % contre 46.9 % dans la série globale et 41.6 % dans la série Butée). Par contre, si l'on réunit les compétiteurs (Haut Niveau et Compétition), ils représentent 37 % des butées et 24 % des stabilisations arthroscopiques (p = 0.001**).

L'analyse des lésions osseuses sur le versant huméral (encoche de Hill Sachs) (Fig. 6) retrouve environ 1/3 patients sans encoche dans la série globale. Il existe une différence significative entre les groupes thérapeutiques et le mode d'exercice (privé et public) : l'encoche (quelle qu'en soit la taille) représente 71.4 % des butées et 57.2 % des stabilisations arthroscopiques (p = 0.001**), et 73.5 % des patients opérés en public contre 56 % des patients opérés en privé (p = 0.001**).

L'analyse des lésions de la glène retrouve des différences encore plus significatives (10^{-6}) (Fig. 7) : le groupe des capsuloplasties arthroscopiques présente 71.5 % de glènes normales contre 34.9 % dans le groupe Butées et 49.8 % dans la série globale.

Seuls les résultats qui nous semblaient les plus intéressants dans la série globale vous sont présentés, les résultats étant ensuite analysés de façon détaillée pour chaque groupe technique et dans les principaux sous groupes retenus.

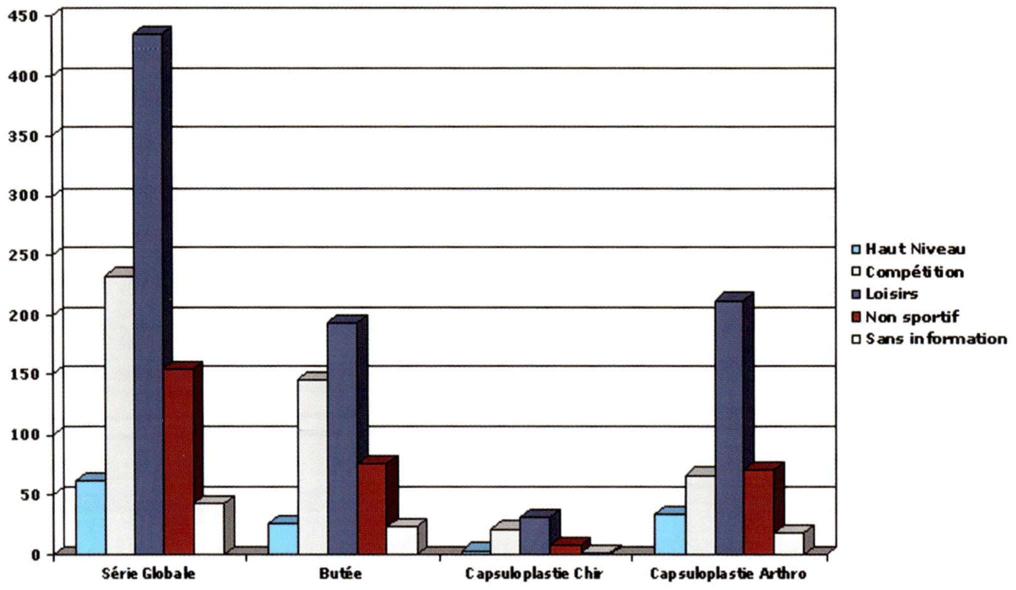

Fig. 5 *: Histogrammes de répartition des niveaux sportifs avant la première luxation en fonction de la technique opératoire utilisée*

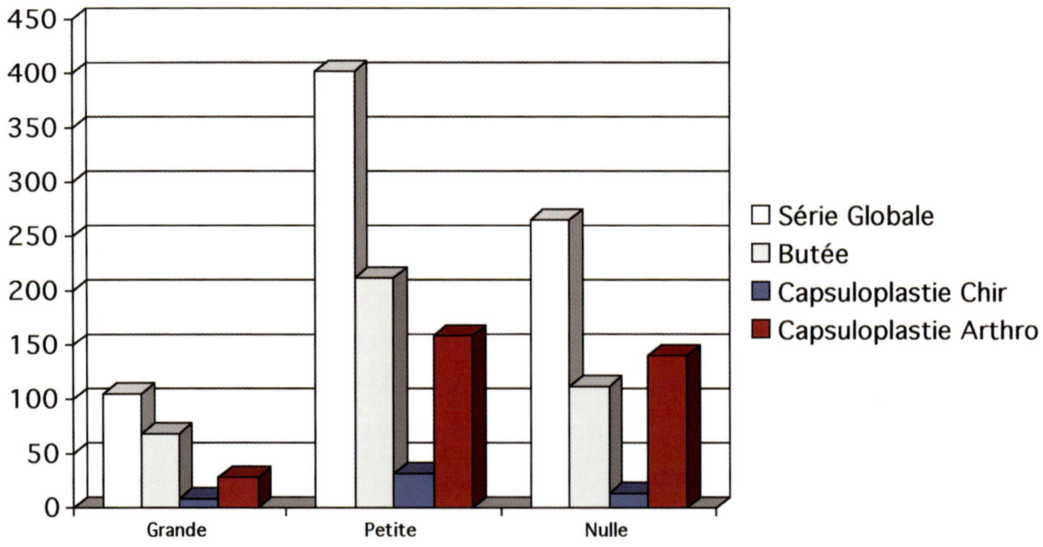

Fig. 6 *: Histogrammes de répartition des tailles d'encoche en fonction de la technique opératoire utilisée*

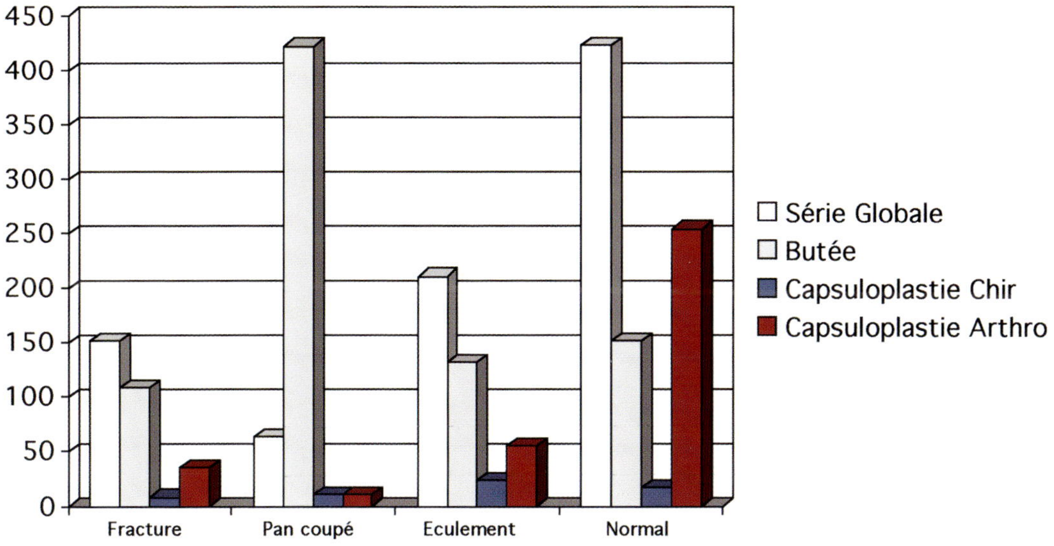

Fig. 7 *: Histogrammes de répartition des différents types de glène en fonction du geste opératoire réalisé*

Le tableau 3 permet de voir quel est le pourcentage de dossiers revus au plus long recul et il est important de noter qu'il existe une différence importante de taux de revue des patients selon les centres. Il existe globalement près de 40 % de perdus de vue au plus long recul, les chiffres étant supérieurs dans le groupe Butée ; la palme des patients revus revient au groupe des stabilisations arthroscopiques.

Tableau 3 *: Analyse des suivis au plus long recul en fonction du geste opératoire réalisé*

	Butées	Capsuloplasties chirurgicales	Capsuloplasties arthroscopiques	Total
Recul max présent	50 %	41 %	64 %	61 %
Recul max absent	50 %	59 %	36 %	39 %

Différences significatives selon les centres ++

Butées osseuses : présentation de la série, résultats

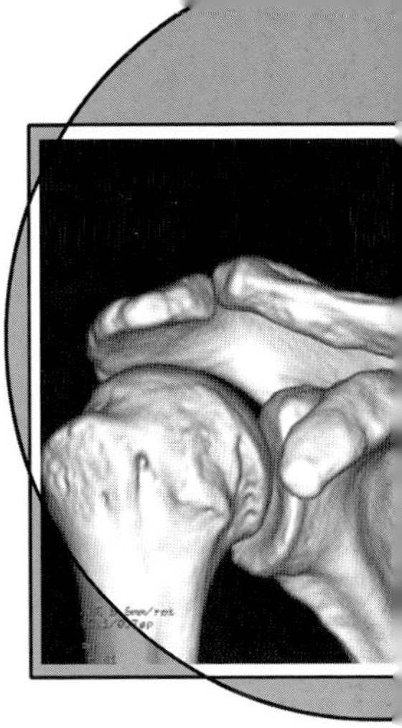

C. Nérot

Introduction

Parmi les interventions stabilisatrices de l'articulation gléno-humérale pour instabilité antéro-inférieure, l'intervention de Latarjet (décrite en 1954) est très largement utilisée en particulier en France (et également dans les pays anglo-saxons sous la dénomination d'intervention de Bristow).

L'intervention princeps a été quelque peu modifiée dans le temps. La butée était initialement extra-articulaire utilisée pour fixer la capsule décollée. La technique a ensuite évolué, elle est bien décrite par les auteurs modernes : la butée est directement fixée sur l'os avec recherche d'une fusion osseuse. On y associe une plastie capsulaire en particulier une suture de la capsule externe ou inférieure au moignon de ligament acromio-claviculaire laissé inséré sur le fragment coracoïdien transposé. D. Patte (en 1980) a bien précisé également le rôle dynamique du muscle coraco-biceps dont la direction est modifiée et qui acquiert ainsi un rôle de contrôle dynamique et de barrage pour la tête humérale dans les positions d'armé du bras. Il introduisait le principe du triple verrouillage.

Plusieurs modifications techniques ont été préconisées par certains auteurs : avec fixation de la butée en position couchée ou debout, avec vissage unique ou double, avec ou sans rondelle, avec vis corticale ou spongieuse. Dans tous les cas, la butée doit être positionnée en dessous de l'équateur glénoïdien ; son bord latéral doit affleurer le bord antérieur de la glène (en regard de la zone des lésions de passage ou de fracture) sans le dépasser et sans être trop médial.

Dans le cadre de l'étude prospective réalisée pour ce travail du GEEC, **464 épaules** ont été traitées par butée osseuse. Les 8 butées iliaques ont été regroupées avec la série des 456 butées coracoïdiennes.

Présentation de la série

464 fiches ont été remplies par les différents centres à la rubrique technique chirurgicale de stabilisation par butée osseuse, sur une période de 12 mois consécutifs pendant l'année 2004.

Il s'agissait de 462 patients : 391 hommes *(85 %)* et 71 femmes *(15 %)*. Pour la simplicité de la présentation, nous parlerons des 464 épaules et non plus du nombre de patients.

- *L'âge du premier incident* était dans 52 % des cas inférieur ou égal à 20 ans. 23 % seulement des patients avaient plus de 30 ans lors de la première manifestation d'instabilité (Tableau 1).
- *Le côté droit* était atteint dans 74 % des cas.
- *Le côté dominant* (droit ou gauche) était atteint exactement dans le même pourcentage : 74 %.

Tableau 1 : *Age à la première luxation*

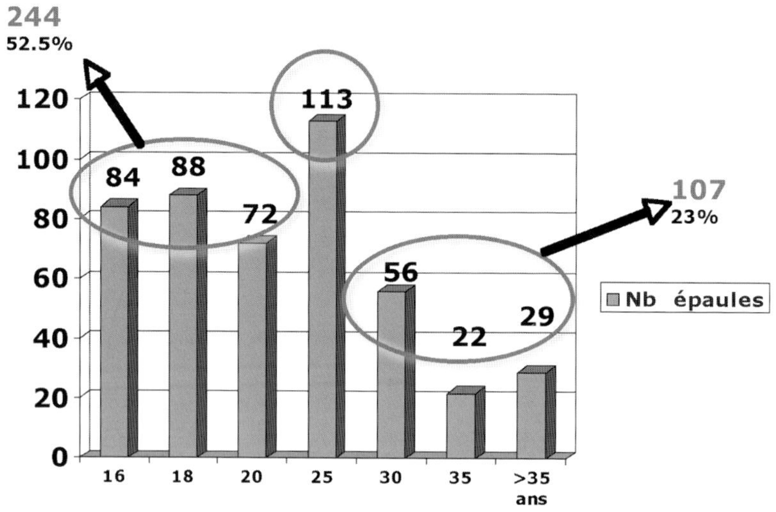

- *L'activité sportive :*
  - Dans 37 % des cas (n = 172 ; 15 femmes et 157 hommes), il s'agissait de sportifs de compétition (n = 146) ou de haut niveau (n = 26).
  - Selon la classification de Duplay, 38 % des hommes et 66 % des femmes pratiquaient des sports avec armé ou armé contré (Tableau 2).

Tableau 2 : *Répartition selon le sexe et l'activité sportive selon Duplay*

Hommes	Niveau sportif	Femmes
68	0 non Sportif	29
31	1 sans Risque	8
170	2 avec Contact	6
42	3 avec Armé	12
82	4 avec Armé Contré	16

- *Le premier incident :*
  - Un accident sportif était en cause dans 71 % des cas (n = 329).
  - Il s'agissait d'une luxation vraie dans 322 cas (69 %) et d'une subluxation pour 94 épaules (20 %). Enfin, 13 accidents initiaux ont été suivis d'une symptomatologie dite "douloureuse simple" sans épisode d'instabilité documentée. Pour 35 épaules, le descriptif du premier incident n'a pas pu être établi.
- *Le traitement initial :*
  - Dans 88 % des cas une analgésie ou une anesthésie a permis la réduction et seulement 12 % (n = 56) des épaules ont été réduites par le patient lui-même sans aucune analgésie ou anesthésie.
  - Une immobilisation coude au corps a été mise en place dans au moins 3/4 des cas en moyenne pour une durée de 3 semaines ; mais pour 117 patients, aucune immobilisation n'a suivi la réduction.

- *La première récidive* est survenue en moyenne après un délai de 1 an (extrêmes : 8j - 17 ans, médiane 6 mois).
- *Le nombre de récidives* avant traitement chirurgical était très variable : de 1 à 100, moyenne 5 et médiane 3).
- *Antécédents chirurgicaux :* 34 épaules avaient déjà été opérées pour instabilité :
  - 19 interventions de Bankart (8 à ciel ouvert et 11 par arthroscopie),
  - 10 butées coracoïdiennes dont une intervention de Trillat,
  - 4 capsuloplasties
  - 1 résection du bourrelet.
- *Bilan clinique préopératoire* (Tableau 3)
  - Selon le score de Duplay, 70 % (n = 323) des épaules n'étaient pas douloureuses et 60 % (n = 282) ne présentaient aucune limitation articulaire.
  - Le test d'appréhension était positif dans 88 % des cas (n = 409).

Tableau 3 **:** Score Duplay préopératoire

• Douleurs (max. 25 pts)			
- 25 aucune			323
- 15 douleurs aux mouvements forcés violents			114
- 0 douleur dans la vie quotidienne			27
• Mobilité active (max. 25 pts)			
- 25 Abduction idem	* ↘ RI < 3 vertèbres	* ↘ RE2 < 10 %	282
- 15 Abduction < 150°	* ↘ RI < 3 vertèbres	* ↘ RE2 < 30 %	59
- 5 Abduction < 120°	* ↘ RI > 6 vertèbres	* ↘ RE2 < 50 %	7
- 0 Abduction > 90°	* ↘ RI < 6 vertèbres	* ↘ RE2 < 50 %	116

- *Bilan radiographique préopératoire*

  Une encoche céphalique a été identifiée radiographiquement et/ou au scanner pour 280 épaules. Elle a été mesurée à 4.8 mm de profondeur en moyenne selon les critères de Hardy.

  Le rebord osseux glénoïdien antéro-inférieur a été décrit pour 266 épaules : 59 fractures et 74 aspects en pan coupé ou avec éculement partiel ont été précisés. Ce rebord a été considéré comme normal dans la moitié des cas.

  L'analyse radiographique n'a objectivé que 6 cas d'arthrose gléno-humérale préopératoire (3 de stade 1, 2 de stade 2 et 1 de stade 3).

  Les lésions capsulo-labrales sont comparables à celles de la série globale.

  Dans 13 cas, une lésion partielle de la coiffe des rotateurs a été décrite.

Le traitement par butée osseuse

- Délai entre le 1er incident et la chirurgie. L'intervention a été réalisée entre l'année même de l'incident (n = 33) et des délais beaucoup plus importants : max 34 ans (avec 60 interventions réalisées à 10 ans ou plus). La moyenne est à 4.5 ans. La valeur médiane est plus significative, témoignant d'un délai habituel de 3 ans après le premier incident de luxation.

- Âge à l'intervention. Il était compris entre 15 et 66 ans avec une moyenne de 27,5 ans et une médiane de 25.5 ans.
- L'anesthésie a été mixte : anesthésie générale associée à un bloc Inter Scalénique dans 61 % des cas.
- La position demi-assise a été utilisée dans 75 % des cas.
- La voie d'abord a été delto pectorale dans 100 % des cas.
- L'abord du muscle subscapulaire a été essentiellement horizontal (91 %, n = 394).
- L'ouverture de la capsule articulaire a été médiale dans près de la moitié des cas (n = 222, 48 %) et horizontale dans 123 cas.
- L'abord articulaire a permis de préciser l'état du rebord glénoïdien antéro-inférieur avec 173 (37 %) fractures dont la taille du fragment a été qualifiée 134 fois de petite et 39 fois de grande. Le fragment osseux a été excisé pour 105 épaules. Enfin, 95 lésions chondrales de la glène ont été notées.

- *La butée* (Tableau 4)
  - A été iliaque pour 8 patients (reprises pour échec d'anciennes butées, et coracoïdienne dans tous les autres cas (456).
  - La position de la coracoïde était couchée après avivement de sa face postérieure dans 57 % des cas (n = 326) et debout avec contact de la zone d'ostéotomie pour 130 épaules.
  - Le vissage a été assuré par 2 vis dans 61 % des cas (n = 278).

Tableau 4 **:** Type de butée et modalités de fixation.

Type de la butée				
Iliaque	8 (pour reprise d'une précédente butée).			
Coracoïdienne	456			
Position de la butée				
Couchée	326	1 Vis	103	278 vissages doubles (61 %)
		2 Vis	223	
Debout	130	1 Vis	75	
		2 Vis	55	
+ 8 butées iliaques (dites couchées), fixées par 2 vis.				

- *Un geste capsulaire* a été associé dans 88 % des cas. Il s'agissait essentiellement d'une suture du moignon de Ligament Acromio-Claviculaire (LAC) conservé sur la butée avec la capsule (Schéma 1).

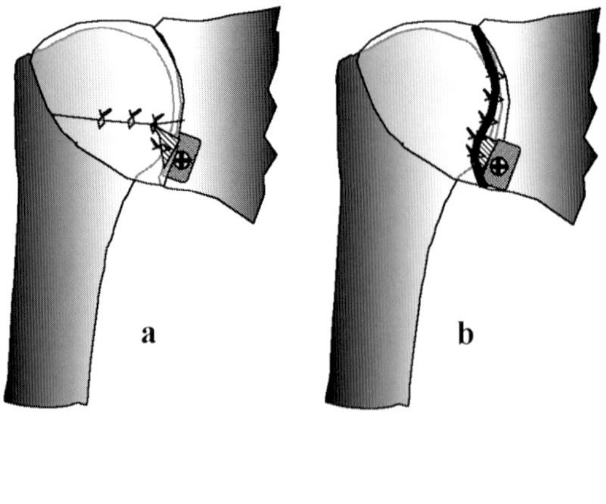

Schéma 1 :
a) Suture de la capsule au moignon du LAC après incision horizontale.
b) Suture de la capsule au moignon du LAC après incision verticale médiale.

- *Le subscapulaire* a été réparé par une suture simple dans 56 % des cas (n=259). Mais aucune suture n'a été réalisée pour 41 % des cas.
- *La position du membre* lors de la suture a été précisée dans 413 dossiers : rotation externe dans 60 % des cas (n = 246) ou position neutre pour 134 épaules (32 %).
- *L'immobilisation postopératoire* a été confiée à un dispositif coude au corps dans 65 % des cas, et pour une durée de 2 à 3 semaines pour 62 % des patients. 162 épaules ont été placées dans une simple écharpe.
- *La rééducation* a été immédiate (≤ 8j) pour 77 % des cas, la rotation externe n'étant travaillée qu'à partir de la 3e semaine dans 41 % des cas.
- **Au total, dans cette série, l'intervention a été essentiellement réalisée sous anesthésie générale + bloc inter-scalénique, en position 1/2 assise, par voie delto-pectorale avec discision horizontale du subscapulaire et section capsulaire verticale médiale. La butée a été placée en position couchée et fixée par une ou deux vis. Une suture de la capsule au moignon du ligament acromio-coracoïdien a complété la réparation. Aucun geste de plastie n'a été réalisé sur le subscapulaire et l'immobilisation n'a pas été stricte puisque la mobilisation a été démarrée au 8e jour avec un maintien de la contention d'environ 3 semaines.**

Complications précoces

Elles ont été rares : 3 hématomes résorbés spontanément, 2 infections avec une seule reprise chirurgicale, 2 retards de cicatrisation dont un différé, 3 complications neurologiques (2 N musculo-cutané et 1 N radial), 6 capsulites ou algo-dystrophies, une fracture de la butée et un démontage.

Résultats à 3 mois

Ils ont été évalués pour 312 épaules.

- *Cliniquement :*
  - Le score de Duplay moyen était de 82 points (25 - 100).
  - 72 % des patients avaient repris leur activité professionnelle dans les 3 mois.
  - 87% ressentaient leur épaule parfaitement stable.
- *Radiologiquement,* la position de la butée a été analysée sur les clichés de face (Tableau 5 - Schéma 2).

Elle a été qualifiée de :
- Bien positionnée, en hauteur (en dessous de l'équateur glénoïdien) dans 97 % des cas.
- Bien positionnée transversalement (affleurante) dans 81 % des cas.

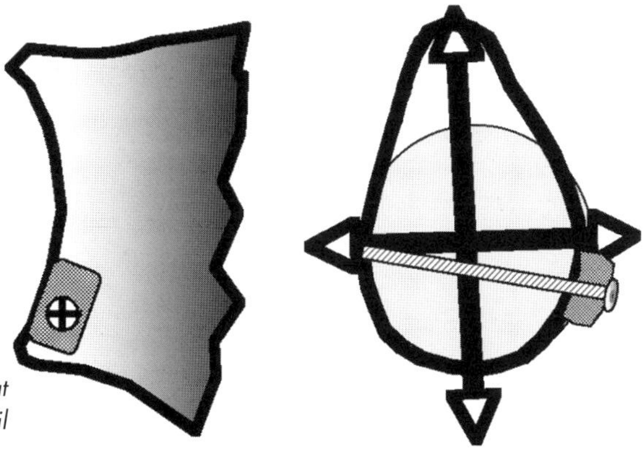

Schéma 2 : *Positionnement adéquat de la butée : face et profil*

Tableau 5 **:** Evaluation de la position de la butée.

Position verticale/équateur	non précisée	51	
	en dessous	**253**	**97 %**
	au niveau	7	
	en dessous	1	
Position transversale/rebord de la glène	non précisée	58	
	affleurante	**205**	**81 %**
	débordante	20	
	trop médiale	29	
Affleurante et en dessous de l'équateur : 195 = 77 %			

Complications tardives (Tableau 6)

Il s'agit en particulier d'évaluer l'efficacité de la stabilisation de la gléno-humérale.

Dans 6 cas, il y a eu récidive avérée, 5 subluxations ont été décrites et enfin un patient a continué de se plaindre de sensations d'instabilité.

Tableau 6 **:** Résultat sur la stabilité

Récidive/luxation vraie	6
Subluxation	5
Persistance d'une appréhension	1

Résultats au recul maximal

L'étude a porté sur 279 dossiers avec un recul moyen de 28 mois (11- 45).

Résultat clinique

- Le score de Duplay global était de 88.5 %. Il peut être détaillé selon les différents items (Tableau 7) :
  - *Douleur :* absente dans 73 % des cas,
  - *Amplitudes articulaires :* totalement restaurées pour 75 % des patients ;
  - *Stabilité :* jugée parfaite pour 96 % des patients.

Tableau 7 **:** Score de Duplay au recul maximal (recul moyen 28 mois)

Score global moyen	**88.5 points** (15-100)
Aucune douleur	73 %
Aucune appréhension, stabilité parfaite	96 %
Mobilité complète	75 %

- Résultat subjectif
  65 % des patients se déclaraient très satisfaits et 28 % satisfaits.
- La reprise du sport était effective et sans aucune limitation pour 75 % des patients. La reprise de l'entraînement avait été réalisée au 6e mois et la reprise de la compétition au 7e mois.

- Testing du subscapulaire. Le retentissement musculaire au niveau du subscapulaire a été testé par le *Lift off Test* et le *Belly Press Test. Une* asymétrie a été notée dans 9 % des cas, discrète une fois sur 3 témoignant d'une altération fonctionnelle relative.

Résultat radiographique

- *Arthrose absente* ou de stade 1 dans 97 % des cas.
- *État de la butée :*
  - *Pseudarthrosée :* 20 fois le diagnostic était incontestable et pour 5 cas il restait incertain.
  - *Lysée :* 36 dont 23 de moins d'1/3 et 8 de plus de 2/3, en association avec 3 cas de pseudarthrose. Il s'agissait de 21 montages par 2 vis et de 15 fixations par une vis.
  - *Fracturée :* 7 (uniquement pour des doubles vissages)
  - *Migrée :* 7 dont 6 en association avec une pseudarthrose.

Au total, 47 (17 %) butées présentaient au moins une anomalie à la révision.

Discussion

Cette série de 464 dossiers n'a pas pu être suivie complètement jusqu'à la borne de la 2e année. Néanmoins l'étude des données opératoires et du suivi précoce ou plus tardif pour 279 dossiers permet de confirmer la fiabilité de cette intervention en terme de faible morbidité périopératoire, de rapidité de récupération clinique et de fiabilité dans la qualité de la stabilité articulaire obtenue (2 patients insuffisamment stables/279 = 4 %).

La série est globalement homogène en matière de population et d'abord chirurgical. Les différences en matière de position de la butée ou de nombre de vis mise(s) en place de même que le type de capsuloplatie associée n'apparaissent pas liées à un taux différentiable en matière de complications ou de résultats sur cette série au recul encore faible.

Conclusion

On pourra donc retenir que cette intervention parfaitement bien codifiée, à faible morbidité, permet d'obtenir un score de Duplay de 88.5 % avec un score stabilité maximal (à 25/25 pts) pour 96 % des patients, un résultat subjectif satisfaisant ou très satisfaisant dans 93 % des cas, 4 % de récidive et à court terme, absence d'arthrose dans 97 % des cas.

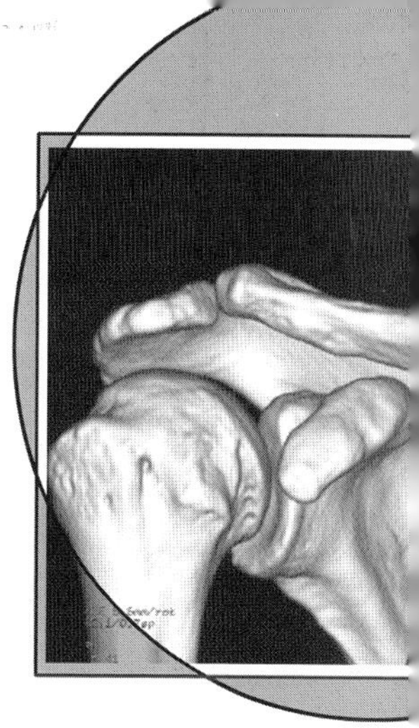

Les complications et morbidité des butées coracoïdiennes

G. Bacle, C. Maynou, L. Favard

Introduction

La réalisation d'une butée coracoïdienne pour traiter une instabilité antérieure chronique de l'épaule, est une intervention réputée efficace et donc communément utilisée par beaucoup de chirurgiens en France.

Notre étude s'intéresse à la morbidité et aux complications des butées osseuses pour la cohorte de patients inclus pour le symposium GEEC 2007 sur l'instabilité antérieure chronique de l'épaule.

Les patients

Le nombre total de butées osseuses incluses dans la série du symposium GEEC 2007 s'élève à 464.

Ce chiffre doit être revu à la baisse lors de la consultation de révision à 3 mois car 152 patients ne sont pas revus.

Ainsi, 312 patients au total sont exploitables pour le bilan radio-clinique de révision précoce.

Enfin, 279 patients ont été revus au recul maximal, avec 33 patients qui n'ont pas participé à la dernière révision.

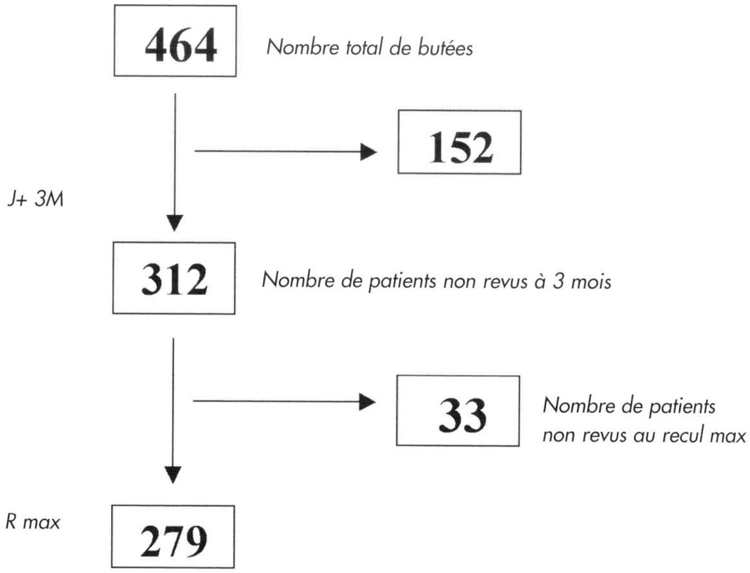

Le nombre important de 152 patients non revus à 3 mois ou au recul maximal, peut s'expliquer en partie par le fait qu'il s'agit en général de patients jeunes et actifs dont la plupart ne nécessite pas de consultation de contrôle et sont donc plus difficilement convocables aux différents contrôles, même dans le cadre d'une étude prospective.

Les complications et la morbidité

Nous avons volontairement distingué les complications et morbidité précoces, définies comme survenues dans un délai inférieur à 3 mois, des complications et morbidité au recul maximal.

En effet, par un souci de clarté et de pragmatisme, nous avons voulu garder la chronologie avec laquelle le praticien est confronté à la survenue de ces complications au cours de la surveillance de ses patients.

Les complications et morbidité précoces

Les incidents précoces sont définis comme survenant avant la fin du 3e mois postopératoire.

Ils sont au nombre de 18, l'évaluation portant sur le nombre de patients revus à 3 mois, c'est-à-dire 312 (6 %).

Trois d'entre eux ont nécessité une reprise chirurgicale précoce (dans la semaine suivant l'intervention de référence) : 1 infection ; 1 fracture de butée constatée à J + 2 ; et 1 démontage de butée, qui correspond vraisemblablement à un défaut de fixation peropératoire objectivé seulement sur les clichés postopératoires.

Les 15 complications restantes n'ont pas nécessité de reprise chirurgicale précoce :
- 3 hématomes,
- 2 problèmes cicatriciels (dont un seul a été constaté pendant la période précoce),
- 1 infection résolutive par un traitement médical,
- 3 incidents d'ordre neurologique (2 atteintes du nerf musculocutané et 1 atteinte du nerf axillaire ou radial),
- 6 capsulites rétractiles ou algoneurodystrophie (dont 3 de constatation tardive mais existant très probablement au stade précoce).

Les complications et morbidité tardives

Les incidents de survenue tardive sont par définition ceux constatés au recul clinique ou radiologique maximal, correspondant en fait à la période s'échelonnant de 3 mois jusqu'au recul maximal.

Nous avons séparé les complications en deux groupes :
- Les complications cliniques, qui sont alléguées par le patient, et qui ont donc une influence importante sur le résultat subjectif de l'intervention.
- Les constatations d'anomalies radiologiques, ayant ou non une expression clinique.

Complications cliniques tardives

Les complications cliniques tardives sont rares au recul maximal : 5 pour 279 patients revus.

Deux ont nécessité une reprise chirurgicale tardive de cause non précisée.

Les 3 restantes correspondent à des douleurs chroniques.

Ces dernières étaient corrélées avec le score de Duplay sur la douleur, qui était équivalent à zéro ; et qui correspondait pour le score global final à : 30, 30 et 40. Ces trois patients étaient mécontents ou déçus.

Par ailleurs, les récidives sous forme de luxation vraie ont pour la plupart été provoquées par un traumatisme violent : accident de sport, accident de la voie publique, crise comitiale.

Elles ont toutes entraîné la faillite du matériel : vis tordues ou cassées. Elles seront détaillées dans le *chapitre 10* sur les échecs des butées selon Latarget et ne sont pas comptabilisées dans ce chapitre.

Constatations d'anomalies radiologiques

Les constatations d'anomalies radiologiques sont plus nombreuses avec 97 sur 279 patients.

Certaines sont sans conséquence et donc bénignes, d'autres sont à l'origine de reprises chirurgicales.

Il a été dénombré 20 pseudarthroses certaines de la butée dont une a nécessité une reprise chirurgicale pour migration de vis ; 36 lyses de butée au total se divisant en lyse de moins d'1/3 dans 23 cas, entre 1/3 et 2/3 pour 5 cas, et supérieur à 2/3 dans 8 cas. Aucune de ces lyses n'est associée à une récidive de l'instabilité.

Il a été constaté, par ailleurs, 7 fractures de butée toujours sur des doubles vissages et 7 migrations de butée, toutes inférieures à 1 cm, sans rapport avec un risque de récidive et n'ayant entraîné aucune reprise chirurgicale.

En revanche, bien que toutes inférieure au centimètre, les migrations étaient toutes associées à la constatation d'une pseudarthrose. La réciproque n'est pas vraie, ainsi, une pseudarthrose n'entraîne-elle pas nécessairement une migration.

Nous pouvons légitimement penser ici, que lorsqu'une migration de butée est constatée, même minime, il existe un risque certain de pseudarthrose associé.

Enfin, les problèmes liés au matériel de synthèse sont au nombre de 27 :
- 16 vis sont trop longues, sans conséquence directe constatée,
- 3 vis sont tordues toutes conséquences d'une récidive de luxation antérieure,
- 8 vis sont unies corticales ou ont migré.

Comparaison

Nous avons comparé ces données avec celles d'autres études récentes sur l'instabilité antérieure chronique de l'épaule de l'adulte, à savoir, la table ronde de la Société d'Orthopédie de l'Ouest (S.O.O) de 1999 [1], et le symposium de la Société Française de Chirurgie Orthopédique et Traumatologique (So.F.C.O.T) de 1999 également [2].

Les informations concernant les complications des butées coracoïdiennes alléguées au cours de la table ronde de la S.O.O [1], concernent une cohorte de 276 cas avec un recul moyen de 7 ans. Les complications cliniques sont rares : 1 sepsis superficiel, 1 sepsis profond, 1 hématome, 1 lésion du nerf axillaire sans information complémentaire quant à sa récupération, et 10 capsulites rétractiles.

Le taux de complications cliniques, toutes confondues, correspond donc à environ 5 % à 7 ans de recul.

L'évaluation radiographique de la butée et du matériel fait partie de la recherche d'une éventuelle complication.

Ainsi, 77 butées coracoïdiennes ont été considérées comme présentant une anomalie radiologique : 23 (30 %) étaient le siège d'une lyse osseuse sans distinction de proportion, 20 (26 %) présentaient une fracture avec ou sans migration, et 34 (44 %) étaient en pseudarthrose avec ou sans migration.

Le taux de récidive est de 5 % environ (4 épaules). Enfin, il existait dans cette étude une corrélation entre le taux de pseudarthrose et le caractère unicortical des vis utilisées.

Le symposium de la So.F.C.O.T de 1999 [2], présente 2 séries, une première avec un recul de 4 ans (n = 89) et une seconde avec une évaluation à plus de 10 ans (n = 52).

Dans la série revue à 4 ans et rapportée par Gazielly, les complications cliniques sont faibles avec 2 fractures de butée en peropératoire, et 2 hématomes repris en postopératoire immédiat.

L'évaluation radiographique fait état de 3 pseudarthroses (3 %), 20 ostéolyses de butée dont les 3/4 sont inférieures au 1/3, et 4 cas de fracture de butée en plus de celles constatées en peropératoire, au nombre de deux.

Les récidives sont au nombre de 3, 2 secondaires à une chute et une en rapport avec une pseudarthrose de la butée, ayant motivé deux nouvelles interventions ; l'évolution de la troisième récidive n'est pas précisée par les auteurs.

Enfin, le matériel a été à l'origine de 2 cas de douleurs chroniques, motivant son ablation, et de constatations radiographiques infra-cliniques : vis longues, tordues, cassées, ou lyse périphérique, dans 14 cas (16 %).

Dans la série à plus de 10 ans, Levigne *and al* déplorent 3 complications cliniques (6 %), 1 infection superficielle résolutive sous traitement médical, et 2 complications neurologiques touchant le nerf musculocutané dont une seule avait récupéré.

Une pseudarthrose de butée a été constatée dans 4 cas, avec d'après les auteurs un rapport de corrélation attribuable potentiellement au matériel : 1 vis seulement dans 3 cas sur 4 ; et une vis unicorticale dans 2 cas. Une ostéolyse de la butée est présente dans 39 % (21 cas), dont les 3/4 sont inférieurs à 1/3.

Le matériel a été, par ailleurs, l'origine de problème (vis cassée ou tordue) dans les cas de récidive : 2 en totalité.

L'étude de ces informations nous permet de dégager plusieurs éléments.

La cohorte de la S.O.O est très proche en terme d'effectifs de la série du GEEC. Elles sont donc comparables sur cette donnée.

Nous constatons alors que les complications cliniques sont qualitativement et quantitativement équivalentes : hématomes, sepsis, capsulites rétractiles et complications neurologiques sont en proportion proches.

De même, le taux de complications radiologiques se situe dans les mêmes proportions : 35 % et 30 %.

Enfin, le symposium So.F.C.O.T 1999 est en accord avec ces notions, bien que ses effectifs soient plus faibles mais ses suivis plus longs.

Cependant, un suivi clinico-radiologique plus long ne semble pas augmenter le taux de complications, ainsi ces dernières surviennent-elles principalement dans les mois qui suivent l'intervention.

Discussion

Plusieurs éléments méritent d'être précisés.

Classiquement, la réalisation d'une butée coracoïdienne est réputée efficace sur l'instabilité, mais génère des complications plus fréquentes que les autres techniques chirurgicales.

De plus, en cas d'échec et de récidive de l'instabilité, la révision chirurgicale d'une butée est décrite comme étant une intervention techniquement difficile et au résultat aléatoire [3].

Les complications des butées, suivant les différentes études de la littérature, peuvent être classées en différents groupes.

Le premier type de complications est commun à toutes les procédures chirurgicales : l'infection postopératoire. Rarement quantifiée dans les séries, elle est néanmoins classiquement favorisée par un hématome postopératoire et une flore axillaire riche. Cette dernière serait nettement diminuée, pour les auteurs anglo-saxons, en veillant à garder la fosse axillaire sèche et propre et par l'interposition de compresses axillaires en postopératoire et durant la durée d'immobilisation coude au corps [3].

Pour nous, les complications infectieuses sont rares : 2,4 %, en y incluant les problèmes cicatriciels tardifs. A noter, qu'aucun patient de la série n'a nécessité une reprise chirurgicale précoce pour sepsis avec ablation du matériel.

Le taux d'infection postopératoire précoce reste inférieur à 1 %.

Le deuxième groupe de complications est représenté par la récidive de l'instabilité. Un chapitre exclusif lui est consacré dans ce symposium (*chapitre 10*).

Le troisième type de complications est représenté par les lésions neurovasculaires.

Le nerf musculocutané, passant dans le muscle coraco-brachial à une distance variable du processus coracoïde, il peut être lésé au cours de la dissection, de la mobilisation de la coracoïde ou de la suture [4].

Le nerf axillaire, passant à proximité du bord inférieur du muscle subscapulaire, peut naturellement être lésé au cours de la dissection voire de la suture du muscle ou de la capsule inférieure.

Certains auteurs ont rapporté ainsi de courtes séries de patients cumulant des lésions neurologiques touchant les nerfs axillaire et musculocutané (Richards) [5].

Afin d'éviter au maximum les complications neurologiques, il est recommandé de connaître les variantes anatomiques, et protéger les régions fragiles par des écarteurs (Rockwood).

Ainsi, les complications neurologiques de notre série sont classiques.

Enfin, le matériel d'ostéosynthèse peut être à l'origine de complications.

En effet, plusieurs auteurs ont rapporté des problèmes liés au mauvais positionnement des vis de stabilisation de la butée : issue intra-articulaire, fracture de glène, fracture de butée.

De plus, du matériel d'ostéosynthèse inadapté par sa longueur peut entraîner des douleurs chroniques.

Enfin, en cas de pseudarthrose de butée, il a été décrit une migration du matériel avec des conséquences importantes sur les structures vasculaires (faux anévrysmes) ou nerveuses (irritation, hématomes).

Pour nous, le matériel a été à l'origine de 27 incidents, dont plus de la moitié sans aucune implication clinique.

Les vis tordues sont consécutives aux récidives, et les migrations de matériel constatées sont minimes.

Conclusion

Il existe donc un taux de complications et morbidité clinique des butées coracoïdiennes évaluées à 17/312 et 6/279 correspondant à 8 %.

Le taux de complication radiologique est évalué à 97/279 correspondants à 35 %.

Les complications graves sont rares, au prix d'une bonne connaissance anatomique, d'une technique sans faille, et du parfait contrôle du positionnement de la butée vis-à-vis du rebord de la glène.

Les chiffres se rapprochent de ceux constatés au cours des précédentes études portant sur l'évaluation des complications des butées.

Il faut toutefois noter que ces chiffres ne sont en aucun cas représentatifs de la cohorte totale de patients opérés d'une stabilisation par butée coracoïdienne au cours de ce symposium du fait d'un nombre important de perdus de vue.

Références

[1] ANNALES ORTHOPÉDIQUES DE L'OUEST, TABLE RONDE 1999. Instabilité antérieure récidivante de l'épaule. *Société d'Orthopédie de l'Ouest.*

[2] SYMPOSIUM SO.F.C.O.T 1999, l'instabilité antérieure chronique de l'épaule chez l'adulte. *Revue de chirurgie orthopédique 2000; 86: 114-121. ©Masson, Paris.*

[3] ROCKWOOD C.A., MATSEN F.A. 1990. The Shoulder, volume 1. *W.B. Saunders Company.*

[4] SHIVELY J., JOHNSON J. 1984. Results of modified Bristow procedure. *Clin Orthop 187 :150.*

[5] RICHARDS R.R., WADELL J.P., HUDSON M.B. 1987. Shoulder arthodesis for the treatment of brachial plexus palsy: a review of twenty-two patients. *American Shoulder and Elbow Surgeons, 3rd open meeting, San Francisco.*

[6] ZUCKERMAN J.D., MATSEN F.A. 1984. Complications about the glenohumeral joint related to the use of screws ans staples. *J Bone Joint Surg, 66A :175.*

[7] NIELSEN A.B., NIELSEN K. 1982. The modified Bristow procedure for recurrent anterior dislocation of the shoulder. *Acta Orthop Scand 53 :229-232.*

Echecs des butées selon Latarjet

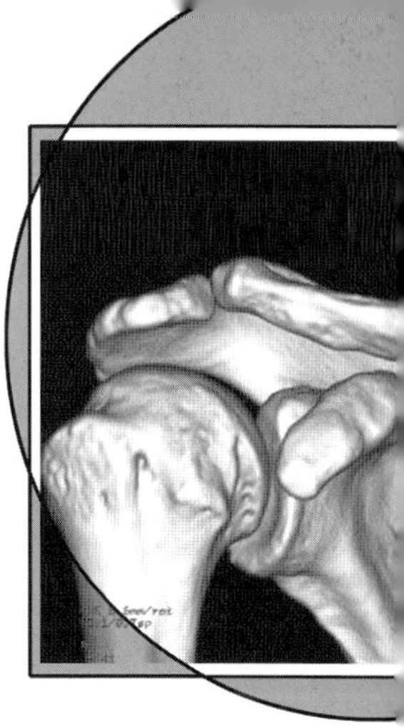

B. Rubens-Duval, E. Carpentier, J. Barth, D. Saragaglia

Introduction

La mise en place d'une butée pré-glénoïdienne selon Latarjet donne le plus souvent des résultats positifs mais nécessite une technique rigoureuse. Malgré tout, les échecs restent possibles. Nous avons considéré comme échec la récidive d'instabilité (luxation ou subluxation) ainsi que les mauvais résultats selon le score du groupe Duplay [1].

La série du symposium était composée de 464 butées de Latarjet. Seuls 279 dossiers étaient exploitables au plus long recul. Nous avons retrouvé :

- 6 luxations vraies et 6 subluxations, correspondant au total à 4,2 % d'échecs.
- et 14 mauvais résultats, avec ou sans récidive d'instabilité, soit 5,01 % des patients revus (score de Duplay < 55 points).

Les luxations

Les luxations étaient au nombre de 6, soit 2.1 % des patients revus.

Mécanismes

Les récidives sont survenues dans trois cas lors d'un nouveau traumatisme : accident de la voie publique (1 cas) et accident sportif (2 cas). Pour les 3 autres patients, il s'agissait d'une crise comitiale dans 2 cas et d'un mécanisme inconnu pour le troisième.

Analyse radiographique

L'analyse des radiographies préopératoires a retrouvé :

- *au niveau glénoïdien :* 3 pans coupés, une fracture et un éculement.
- *au niveau huméral :* une encoche de Hill Sachs qualifiée de grande dans 3 cas et de petite dans 2 cas. Elle était normale pour le dernier patient.

Il ne nous a pas été permis d'établir une corrélation entre état glénoïdien, taille de l'encoche et récidive d'instabilité.

La butée était synthésée par 2 vis dans 5 cas sur 6 comme le recommandait le dernier symposium de la SoFCOT [2]. Elle était lysée de plus des deux tiers dans 2 cas et pseudarthrosée en place dans 2 autres cas.

Résultats cliniques

Sur le plan clinique, selon le score de Duplay, il y avait 1 bon résultat, 1 moyen et 4 mauvais. Au niveau subjectif, 3 patients étaient contents, 2 mécontents et 1 déçu. Ces résultats subjectifs n'étaient pas corrélés au score de Duplay.

Devenir

La récidive de l'instabilité n'a pas obligatoirement nécessité une nouvelle intervention. Seuls 2 patients ont été réopérés : 1 par intervention de Bankart et 1 par butée de crête iliaque type Eden-Hybbinette. Pour un troisième patient, l'intervention était prévue au moment du recueil des résultats.

Les subluxations

Les subluxations étaient au nombre de 6, soit 2,1 % des patients revus. (Sont regroupées dans ce chapitre, toutes les épaules encore instables en dehors des récidives de luxation vraie).

Mécanismes

La récidive de l'instabilité se manifestant par une subluxation est apparue dans un cas lors d'un nouveau traumatisme et dans un autre cas lors de gestes de la vie quotidienne. Pour les 4 autres patients, le mécanisme de récidive n'a pas été retrouvé.

Analyse radiographique

L'analyse des radiographies préopératoires n'a pas permis d'appréhender des facteurs pouvant prédire la récidive de l'instabilité par rapport aux autres patients de la série des butées.

Nous avons observé :
- *au niveau glénoïdien* : une fracture et un éculement.
- *au niveau huméral* : quatre encoches qualifiées de petites.

L'analyse de la butée, au plus long recul, retrouvait une synthèse par deux vis dans la moitié des cas. Elle était fusionnée en place chez cinq patients sur six. Pour le dernier cas, la butée était en place et lysée entre 1/3 et 2/3 de sa taille. Aucun problème de vis n'a été colligé.

Résultats cliniques

Cliniquement, selon le score de Duplay, il y avait 3 mauvais résultats et 3 moyens.

Sur le plan subjectif, 2 patients étaient contents, 3 déçus et 1 mécontent.

Devenir

Parmi ces 6 patients, malgré des résultats moyens et la récidive de la subluxation, seulement 2 ont été réopérés. Dans un cas, il a été réalisé une intervention de Bankart et dans l'autre, une simple ablation des vis de fixation de la butée a été effectuée.

Les mauvais résultats

Sur la série globale (n = 279), au plus long recul, nous déplorons 14 mauvais résultats, soit 5,01 %. Ces mauvais résultats correspondent à un score de Duplay inférieur à 55 points avec ou sans récidive de l'instabilité.

Parmi ces patients, on retrouvait 7 des 12 accidents d'instabilité (luxations et subluxations) soit 50 % des mauvais résultats. Nous avons noté aussi 1 capsulite rétractile et 6 diminutions globales du score de Duplay. Pour ces dernières, il s'agissait préférentiellement d'une atteinte du score de la douleur et du score de la mobilité.

Nous n'avons aucune explication radiologique à ces mauvais résultats.

Ceux-ci n'étaient pas corrélés aux résultats subjectifs, trois patients étant malgré tout contents de l'intervention, six déçus et cinq mécontents.

Conclusion

L'analyse des récidives de luxations et des mauvais résultats après butée selon Latarjet est assez décevante car sur un nombre important de dossiers nous déplorons un grand nombre de perdus de vue, ce qui diminue la puissance de notre analyse.

De plus, il ne nous a pas été possible de dégager des corrélations statistiques permettant de conclure à des facteurs de mauvais pronostic en terme de résultats et de récidive. L'intervention de Latarjet est une solution chirurgicale satisfaisante dans le traitement de l'instabilité antérieure chronique de l'épaule avec un faible taux d'échecs en terme de récidive de l'instabilité (4,2 %) et avec un faible taux de mauvais résultats (5,01 %).

Références

[1] WALCH G. 1991. La luxation récidivante de l'épaule. *Rev Chir Orthop 77 suppl I : 177-191.*

[2] COUDANE H., WALCH G. 2000. Symposium annuel de la SOFCOT 1999 : l'instabilité antérieure de l'épaule. *Rev Chir Orthop 86 suppl I : 91-150.*

Résultats des capsuloplasties à ciel ouvert

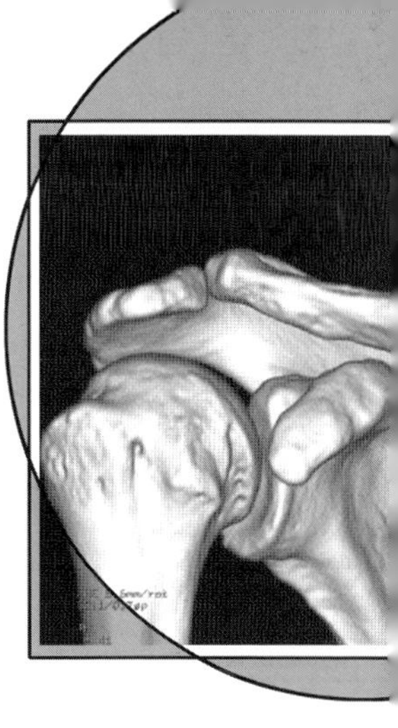

N. Bonnevialle, P. Mansat, J.-M. Glasson

Introduction

Les traitements chirurgicaux actuels pour la prise en charge des instabilités antérieures traumatiques de l'épaule font appel soit aux butées osseuses d'interposition (Allain *et al.* [1], Hovelius *et al.* [2], Hovelius *et al.* [3], Cassagnaud *et al.* [4], Rahme *et al.* [5], Singer *et al.* [6], Schroder *et al.* [7]) soit aux réparations capsulo-labrales (Altchek *et al.* [8], Bak *et al.* [9], Bigliani *et al.* [10], Chapnikoff *et al.* [11], Gill *et al.* [12], Hamada *et al.* [13], Magnusson *et al.* [14], Neer et Foster [15], Pollock *et al.* [16], Rowe *et al.* [17], Ticker *et al.* [18], Berendes *et al.* [19]). Un certain nombre de gestes peut être réalisé sous arthroscopie et les résultats à long terme sont en cours d'évaluation (Boileau *et al.* [20]). La réparation capsulaire sélective (RCS) réalisée à ciel ouvert, permet de restaurer la stabilité antérieure de l'épaule, par la réfection de chaque élément anatomique lésé : le labrum d'une part (Rowe *et al.* [17]), et la capsule d'autre part, qui est souvent le siège d'une distension (Bigliani *et al.* [21]). Si les résultats à court terme semblent favorables sur la stabilité de l'épaule, avec un pourcentage important de patients capables de reprendre leur activité sportive (Altchek *et al.* [8], Bak *et al.* [9], Bigliani *et al.* [10], Neer et Foster [15], Warner *et al.* [22]), les résultats à long terme sont rarement rapportés (Chapnikoff *et al.* [11], Gille *et al.* [12], Hamada *et al.* [13], Berendes *et al.* [19]).

Patients

59 patients ont été opérés sur la période retenue en 2004 par cette technique. Il s'agissait de 48 hommes pour 11 femmes, de 27 ans de moyenne d'âge au moment de l'intervention (extrêmes, 14 et 54 ans). Le côté dominant était atteint dans 30 cas, et dans 16 cas l'atteinte était bilatérale. Les patients étaient sédentaires dans 22 cas, réalisaient un travail manuel lourd dans 17 cas, un travail manuel léger dans 9 cas, et n'avaient pas de profession dans 6 cas.

Selon la classification de Duplay, 7 patients ne pratiquaient pas de sport, 3 pratiquaient un sport de type 1, 21 un sport de type 2, 13 un sport de type 3, et 15 un sport de type 4. Deux réalisaient ce sport à haut niveau, 15 en compétition et 28 en tant qu'activité de loisir.

Le premier épisode d'instabilité est survenu à l'âge de 21 ans en moyenne (extrêmes, 12 et 43 ans). Il s'agissait d'une luxation vraie dans 49 cas, et d'une simple subluxation dans 10 cas. Dans 54 cas, l'origine était traumatique et reliée à une activité sportive dans 45 cas. Dans un cas, l'épisode d'instabilité était compliqué d'une paralysie axillaire. La récidive de l'instabilité est survenue dans un délai de 10 mois en moyenne (extrêmes, 1 et 84 mois), à type de luxation vraie dans 26 cas (5 en moyenne) ou de subluxation dans 33 cas (9 en moyenne). Dans 2 cas, il s'agissait d'un épisode douloureux instable persistant.

Méthode d'évaluation

Le score de Duplay préopératoire était de 42 points sur 100. Cinq patients présentaient des douleurs importantes. La mobilité était de 180° en élévation antérieure, de 77° en rotation externe coude au corps, et de 81° en rotation externe à 90° d'abduction. La rotation interne était évaluée au niveau de T8.

Le bilan radiographique préopératoire retrouvait des lésions humérales dans 39 cas à type d'encoche postéro-supérieure de 15 % en moyenne du rayon de la tête humérale. Une lésion de la glène était retrouvée dans 41 cas à type de simple éculement dans 22 cas, de lésion en pan coupée dans 11 cas ou de fracture dans 8 cas. Un arthroscanner réalisé chez 39 patients permettait de mettre en évidence une lésion du bourrelet antérieur dans 34 cas, une lésion de Bankart dans 27 cas, une brèche capsulaire dans 18 cas, et une distension capsulaire dans 27 cas. La coiffe était intacte dans tous les cas.

Technique chirurgicale

L'intervention chirurgicale était effectuée par voie delto-pectorale dans tous les cas. L'abord du subscapulaire était en L en respectant le 1/3 inférieur dans 49 cas (83 %), vertical complet dans 9 cas, et horizontal dans 1 cas. L'ouverture de la capsule était en T sur le versant latéral dans 46 cas (78 %) ou sur le versant médial dans 7 cas. La réinsertion du bourrelet glénoïdien était systématique lorsque celui-ci était désinséré, par 2.8 ancres en moyenne (extrêmes, 2 et 4). Une capsuloplastie croisée selon Neer était effectuée dans 42 cas sur 59 (71 %) avec une fermeture de l'intervalle des rotateurs dans 30 cas sur 46 (65 %). Le subscapulaire était réinséré tendon-à-tendon dans 55 cas, et en paletot dans 4 cas.

Prise en charge postopératoire

Les patients étaient immobilisés coude au corps dans tous les cas pour une durée moyenne de 4.5 semaines (extrêmes, 2 et 6 semaines). La mobilisation passive était débutée dans un secteur protégé dès 1 semaine et demie (extrêmes, 0 et 6 semaines), le travail en rotation externe n'étant débuté qu'à partir de la 4ᵉ semaine (extrêmes, 2 et 8 semaines).

Résultats

Evaluation globale

Seuls 26 patients ont pu être revus au recul moyen de 23 mois. Le score de Duplay moyen atteignait 84 points sur 100. Le score de sport moyen était de 20 points sur 25, le score de la douleur moyen de 23 points sur 25, le score de mobilité moyen de 20 points sur 25, et le score de stabilité moyen de 21 points sur 25. Onze patients présentaient un excellent résultat, 7 un bon résultat, 6 un résultat moyen et un, un mauvais résultat. 72 % des résultats étaient donc satisfaisants selon le score de Duplay. Sur le plan subjectif, 18 patients jugeaient leur résultat comme très satisfaisants, 4 comme satisfaisants, et 4 étaient déçus du résultat. 84 % patients étaient donc satisfaits du résultat de leur intervention.

Activité sportive

La reprise de l'entraînement a été effectuée dans un délai moyen de 3 mois (extrêmes, 2 et 4 mois) pour 8 patients sur 34. La reprise de la compétition était effective pour 2 patients dès le 3ᵉ mois pour 2 patients pratiquant un sport de type 4. Au recul, 18 patients sur 26 avaient repris le sport au même niveau qu'avant la survenue des épisodes d'instabilité de l'épaule, 10 sur 14 en loisir, 3 sur 7 en compétition, et un à haut niveau.

Mobilité postopératoire

L'élévation antérieure postopératoire était de 174°, soit une perte de 4° par rapport au côté controlatéral. La rotation externe coude au corps était de 66°, soit une **perte** de 9° par rapport au côté controlatéral. La rotation externe à 90° d'abduction était de 8° inférieure par rapport au côté controlatéral. La rotation interne était au niveau de T9, comparable au côté opposé.

Stabilité

Deux récidives de l'instabilité étaient notées pendant la période de l'étude, 6 mois en moyenne après l'intervention de stabilisation (extrêmes, 3 et 11 mois). Il s'agissait dans les 2 cas de sportifs de compétition pratiquant un sport de type 3 et un sport de type 4. Le premier épisode d'instabilité était survenu à 17 ans pour l'un et à 20 ans pour l'autre. La durée d'immobilisation de l'épisode initial n'avait pas dépassé 48 heures. Dans les 2 cas, il s'agissait d'un macro-traumatisme sur un terrain hyperlaxe. L'âge au moment de l'intervention était de 21 ans. Le geste chirurgical a consisté en une réinsertion du bourrelet glénoïdien associé à une plastie capsulaire de rétension. La reprise de l'entraînement était précoce à 2 et 3 mois, avec une reprise de la compétition à 6 mois. Un des 2 patients a été repris de manière chirurgicale, alors que l'autre patient a bénéficié d'un renforcement musculaire.

Deux autres patients présentaient une appréhension persistante, et dans les 2 cas, ces patients ont stoppé leur activité sportive.

Complications

Un hématome a été noté en postopératoire sans nécessité de reprise chirurgicale. Un patient a présenté une algodystrophie.

Facteurs pronostiques

L'existence de lésions peropératoires a influencé le résultat final, que ce soit la lésion labrale (absence : 56 pts vs présence : 89 pts ; p = 0.02), la lésion de Bankart (absence : 73 pts vs présence : 91 pts ; p = 0.06), la distension capsulaire (absence : 77 pts vs présence : 95 pts ; p = 0.04). Le nombre de subluxations préopératoires semblait également avoir une influence péjorative sur le résultat final (p = 0.0007).

Discussion

De nombreuses études biomécaniques ont montré les avantages de la capsuloplastie, qui limite la translation de la tête humérale en diminuant le volume capsulaire sans conséquence sur les mobilités. Deutsh *et al.* [27], Miller *et al.* [28], Speer *et al.* [29]. Warner *et al.* [22] ont souligné l'importance de la position de l'épaule lors de la retention indépendante de la partie supérieure et inférieure de la capsule. Dans notre série, avec l'épaule en rotation externe et abduction, la perte des mobilités touchait principalement la rotation externe avec une diminution de 9° coude au corps et 8° bras à 90° d'abduction. Ces résultats sont comparables avec les données de la littérature concernant les techniques anatomiques de stabilisation (Altchek *et al.* [8], Chapnikoff *et al.* [11], Hamada *et al.* [13], Warner *et al.* [22], Wirth *et al.* [30]) (Tableau I).

Tableau I *: Conséquences sur la rotation externe après stabilisation chirurgicale des instabilités gléno-humérales antérieures selon une technique anatomique et non-anatomique.*

Auteurs	Recul	Technique	Perte de RE coude au corps	Perte de RE bras à 90° d'abduction
Stabilisation anatomique				
Warner *et al.* [22]	2 ans	Plastie latérale en T	2,7°	3,6°
Altchek *et al.* [8]	3 ans	Plastie en T médiale	5°	4°
Wirth *et al.* [30]	5 ans	Plicature capsulaire supéro-latérale	5° à 9°	NR
Hamada *et al.* [13]	8,3 ans	Plastie latérale en T	7°	9°
Rosenberg *et al.* [43]	15 ans	Bankart	18°	15°
Chapnikoff *et al.* [11]	16 ans	Bankart	9,4°	8,7°
Stabilisation non-anatomique				
Kiss *et al.* [31]	9 ans	Putti-Platt	24°	23°
Allain *et al.* [1]	14,3 ans	Latarjet	15°	21°
Hovelius *et al.* [2]	15 ans	Bristow-Latarjet	10,7°	12,4°

RE : rotation externe – NR : non renseigné

Soixante-dix pour cent des patients pratiquant une activité sportive préopératoire, l'ont reprise en postopératoire au même niveau, confirmant ainsi la fiabilité à court terme de cette intervention. Bak *et al.* [9] ont bien noté l'évolution de la pratique sportive à moyen terme. Au recul de 4,5 ans, alors que 92 % des patients avaient repris leur activité sportive en postopératoire, seuls 48 % la pratiquaient encore. Par ailleurs, l'exigence du niveau de la compétition semble modérer les résultats postopératoires des instabilités et, Bigliani *et al.* [10] ont rapporté seulement 50 % de retour à la compétition d'élite. De même, Kvitne *et al.* [32] confirment cette tendance puisque l'augmentation du niveau de la compétition influence négativement les résultats : 80 % des athlètes en compétition universitaire ont retrouvé leur niveau pour seulement 68 % des athlètes professionnels.

Aucune rupture du muscle subscapulaire n'a été identifiée, alors que Sachs *et al.* [32] avaient rapporté un taux de 3,5 % de rupture, après section subtotale latérale. Dans l'étude rapportée par Picard *et al.* [33] une diminution de 3,2 kg en rotation interne avait été notée après mise en place d'une butée coracoïdienne. Dans ce type d'intervention, la section horizontale semble préférable afin de diminuer l'importance de l'involution graisseuse et l'effet chevalet de la butée (Maynou *et al.* [34], Guity *et al.* [35]). Comme l'ont suggéré Gamulin *et al.* [36] le muscle subscapulaire pourrait être agressé non seulement par l'abord chirurgical mais aussi par les épisodes d'instabilité préopératoire. La réalisation d'une incision seulement des deux tiers supérieurs ainsi que sa réparation anatomique semble limiter la perte fonctionnelle de ce muscle dans notre série. De plus, une protection de la rotation externe jusqu'au 45e jour paraît être un élément majeur de la cicatrisation tendineuse du muscle subscapulaire.

Dans notre série 2 récidives vraies (7 %) on été constatées. La reprise d'un sport à risque élevé est significativement incriminée conformément aux conclusions de Uhorchak *et al.* [37]. Sur 66 jeunes athlètes, le taux de récidive à 4 ans (luxation ou subluxation) après réparation capsulaire est de 23 %. De même Rhee *et al.* [38] retrouvent un taux de 12,5 % de récidive au recul de 6 ans après une intervention de Bankart. Cependant, Pagnani *et al.* [39] retrouvent seulement 2 subluxations parmi 58 joueurs de football américain traités selon une technique de réparation labrale et capsulaire standardisée. Historiquement, le taux de récidive était de seulement 3 % (Rowe *et al.* [17], Hovelius *et al.* [40]) mais les subluxations n'étaient pas toujours prises en considération et comptabilisées dans ces échecs. Récemment, Magnusson *et al.* [14] rapportent 17 % de récidives à 6 ans de cette intervention.

Il est bien établi qu'une rétention capsulaire excessive avec perte de la rotation externe entraîne le développement d'arthrose (Hawkins et Angelino [41], Lusardi *et al.* [42], Rosenberg *et al.* [43], Harryman *et al.* [44]). Ce type de pathologie survient classiquement après les techniques non anatomiques comme celle de Putti-Platt, mais elle peut aussi survenir après Bankart (Rowe *et al.* [17], Javenic *et al.* [45]). Dans la littérature, l'incidence de l'arthrose postopératoire varie entre 8 et 18 % (Hovelius *et al.* [3], Ogawa *et al.* [46], Buscayret *et al.* [47]).

La littérature rapporte entre 1,8 % et 24 % d'arthrose sévère après stabilisation par technique d'interposition osseuse (Allain *et al.* [1], Hovelius *et al.* [3], Cassagnaud *et al.* [4], Rahme *et al.* [5], Singer *et al.* [6]) et jusqu'à 15 % après stabilisation par technique anatomique (Chapnikoff *et al.* [11], Berendes *et al.* [19], Rosemberg *et al.* [43], Hovelius *et al.* [48]) (Tableau II). L'analyse des facteurs prédisposants à l'arthrose postopératoire a identifié, comme à risque, une population de patients ayant eu un premier épisode d'instabilité après l'âge de 20 ans (Hovelius *et al.* [3], Buscayret *et al.* [47]).

Tableeu II *: Incidence de l'arthrose gléno-humérale après technique de stabilisation anatomique et non-anatomique selon la classification de Samilson.*

Auteurs	Recul	Technique	Incidence de l'arthrose	Stade 1	Stade 2	Stade 3	Stade 4
Stabilisation anatomique							
Chapnikoff *et al.* [11]	16 ans	Bankart	NR	NR	13 %	3,7 %	7,4 %
Rosemberg *et al.* [43]	15 ans	Bankart	58 %	45 %	9,5 %	3,5 %	NR
Hovelius *et al.* [40]	17,5 ans	Bankart	61,5 %	54 %	7,5 %	0 %	NR
Stabilisation non-anatomique							
Cassagnaud *et al.* [4]	7,5 ans	Latarjet-Patte	37 %	22 %	15 %	NR	NR
Rahme *et al.* [5]	29 ans	Eden-Hybbinette	47 %	17,5 %	5,5 %	24 %	NR
Hawkins *et al.* [41]	13,2 ans	Putti-Platt	91 %	33 %	33 %	25 %	NR
Allain *et al.* [1]	14,3 ans	Bristow-Latarjet	62 %	43 %	7 %	5 %	7%
Singer *et al.* [6]	20 ans	Bristow-Latarjet	71,5 %	43 %	7 %	21,5 %	NR
Hovelius *et al.* [3]	15 ans	Bristow-Latarjet	80,4 %	34,2 %	4,4 %	1,8 %	NR

NR : non renseigné

Le taux de complications après réparation anatomique est faible (Neer et Foster [15], Rowe *et al.* [17]). Ces complications sont postopératoires immédiates, contrairement aux stabilisations par interpositions osseuses pour lesquelles certains événements en dehors de la récidive (migration de matériel, démontage...) surviennent à distance de l'intervention avec une fréquence de 1 à 16 % (Allain *et al.* [1], Hovelius *et al.* [2], Young *et al.* [49], Hill *et al.* [50], Benammar *et al.* [51]) (Tableau III).

Tableau III *: Complications précoces et tardives dans la littérature après stabilisation chirurgicale pour instabilité antérieure de l'épaule.*

Auteurs	Recul	Technique	Complications précoces	Complications tardives
Benammar *et al.* [51]	8 years	Latarjet	8.5 %	4.2 %
Allain *et al.* [1]	14,3 years	Latarjet	5 %	3 %
Cassagnaud *et al.* [4]	7.5 years	Latarjet-Patte	2.8 %	5.6 %
Chapnikoff *et al.* [11]	16 years	Bankart	4 %	0 %

Conclusion

L'intervention de capsuloplastie à ciel ouvert pour le traitement des instabilités antérieures de l'épaule donne un résultat satisfaisant dans 84 % des cas, avec un score de Duplay de 84 points sur 100 et une faible morbidité. Le taux de récidive dans cette série était de 8 % principalement lorsque l'épisode initial d'instabilité est survenu avant l'âge de 20 ans, et surtout lorsque la reprise du sport a été trop précoce avant le 6e mois postopératoire.

Références

[1] ALLAIN J., GOUTALLIER D., GLORION C. 1998. Long-term results of the Latarjet procedure for the treatment of anterior instability of the shoulder. *J Bone Joint Surg (Am), 80, 841-52.*

[2] HOVELIUS L., SANDSTROM B., SUNDGREN K., SAEBO M. 2004. One hundred eighteen Bristow-Latarjet repairs for recurrent anterior dislocation of the shoulder prospectively followed for fifteen years : study I- clinical results. *J Shoulder Elbow Surg, 13, 509-16.*

[3] HOVELIUS L., SANDSTROM B., SAEBO M. 2006. One hundred eighteen Bristow-Latarjet repairs for recurrent anterior dislocation of the shoulder prospectively followed for fifteen years : study II-the evolution of dislocation arthropathy. *J Shoulder Elbow Surg, 15, 279-89.*

[4] CASSAGNAUD X., MAYNOU C., MESTDAGH H. 2003. Résultats cliniques et tomodensitométriques d'une série continue de 106 butées de Latarjet-Patte au recul moyen de 7,5 ans. *Rev Chir Orthop, 89 : 683-92.*

[5] RAHME H., WIKBLAD L., NOWAK J., LARSSON S. 2003. Long-term clinical and radiological results after Eden-Hybbinette operation for anterior instability of the shoulder. *J Shoulder Elbow Surg, 12, 15-9.*

[6] SINGER G.C., KIRKLAND P.M., EMERY R.J. 1995. Coracoid transposition for recurrent anterior instability of the shoulder. A 20-year follow-up staudy. *J Bone Joint Surg (Br), 77, 73-6.*

[7] SCHRODER D.T., PROVENCHER M.T., MOLOGNE T.S., MULDOON M.P., COX J.S. 2006. The modified Bristow procedure for anterior shoulder instability : 26-year outcome in the Naval Academy midshipmen. Am J Sports Med, 34, 778-86.

[8] ALTCHEK D.W., WAREN R.F., SKYHAR M.J., ORTIZ G. 1991. T-plasty modification of the Bankart procedure for multidirectional instability for anterior and inferior types. *J Bone Joint Surg (Am), 73, 105-12.*

[9] BAK K., SPRING B.J., HENDERSON J.P. 2000. Inferior capsular shift procedure in athletes with multidirectional instability based on isolated capsular and ligamentous redundancy. *Am J Sports Med, 28, 466-71.*

[10] BIGLIANI L.U., KURZWEIL P.R., SCHARWTZBACH C.C., WOLFE I.N., FLATOW E.L. 1994. Inferior capsular shift procedure for anterior-inferior instability in athletes. *Am J Sports Med, 22, 578-84.*

[11] CHAPNIKOFF D., BESSON A., CHANTELOT C., FONTAINE C., MIGAUD H., DUQUENNOY A. 2000. Operation de Bankart. Etude clinique et radiographique à dix ans de recul minimum. *Rev Chir Orthop, 86, 558-65.*

[12] GILL T.J., MICHELI L.J., GEBHARD F., BINDER C. 1997. Bankart repair for anterior instability of the shoulder. Long-term outcome. *J Bone Joint Surg (Am), 79, 850-7.*

[13] HAMADA K., FUKUDA H., NAKAJIMA T., YAMADA N. 1999. The inferior capsular shift operation for instability of the shoulder. Long-term results in 34 Shoulders. *J Bone Joint Surg (Br), 81, 218-25.*

[14] MAGNUSSON L., KARTUS J., EJERHED L., HULTENHEIM I., SERNERT N., KARLSSON J. 2002. Revisiting the open Bankart experience : a four-to-nine-year follow-up. Am *J Sports Med, 30, 778-82.*

[15] NEER C.S., 2nd FOSTER C.R. 1980. Inferior capsular shift for involuntary inferior and multidirectional instability for the shoulder. A preliminary report. *J Bone Surg (Am), 62, 897-908.*

[16] POLLOCK R.G., OWENS J.M., FLATOW E.L., BIGLIANI L.U. 2000. Operative results of the inferior capsular shift procedure for multidirectional instability of the shoulder. *J Bone Joint Surg Am. 82 : 919-28.*

[17] ROWE C.R., PATEL D., SOUTHMAYD W.W. 1978. The Bankart procedure : a long-term end-result study. *J Bone Joint Surg (Am), 60, 1-16.*

[18] TICKER J.B., WARNER J.J. 2000. Selective capsular shift technique for anterior and anterior'inferior glenohumeral instability. *Clin Sports Med, 19, 1-17.*

[19] BERENDES T.D., WOLTERBEEK R., PILOT P., VERBURG H., TE SLAA R.L. 2007. The open modified Bankart procedure : outcome at follow-up of 10 to 15 years. *J Bone Joint Surg (Br), 2007, 89, 1064-8.*

[20] BOILEAU P., VILLALBA M., HERY J.Y., BALG F., AHRENS P., NEYTON L. 2006. Risk factors for recurrence of shoulder instability after arthroscopic Bankart repair. *J Bone Joint Surg (Am), 88, 1755-63.*

[21] BIGLIANI L.U., POLLOCK R.G., SOSLOWSKY L.J., FLATOW E.L., PAWLUK R.J., MOW V.C. 1992. Tensile properties of the inferior glenohumeral ligament. *J Orthop Res, 10, 187-97.*

[22] WARNER J.J., JOHNSON D., MILLER M., CABORN D.N. 1995. Technique for selecting capsular tightness in repair of anterior-inferior shoulder instability. *J Shoulder Elbow Surg, 4, 352-64.*

[23] WALCH G. 1991. Luxation antérieure récidivante de l'épaule. Rev Chir Orthop, 77, 177-91.

[24] SAMILSON R.L., PRIETO V. 1983. Dislocation arthropathy of the shoulder. *J Bone Joint Surg (Am), 65, 456-60.*

[25] OLIASHIRAZI A., MANSAT P., COFIELD R.H., ROWLAND C.M. 1999. Examination under anesthesia for evaluation of anterior shoulder instability. *Am J Sports Med, 27, 464-8.*

[26] ROWE C.R. 1988. Evaluation of the shoulder. In : The shoulder; edited by Rowe C.R. *Churchill Levingstone, New York. 631-7.*

[27] DEUTSCH A., BARBER J.E., DAVY D.T., VICTOROFF B.N. 2001. Anterior-inferior capsular shift of the shoulder : a biomechanical comparison of glenoid-based versus humeral-based shift stategies. *J Shoulder Elbow Surg, 10, 340-52.*

[28] MILLER M.D., LARSEN K.M., LUKE T., LEIS H.T., PLANCHER K.D. 2003. Anterior capsular shift volume reduction : an in vitro comparison of 3 techniques. *J Shoulder Elbow Surg, 12, 350-4.*

[29] SPEER K.P., DENG X., TORZILLI P.A., ALTCHEK D.A., WARREN R.F. 1995. Strategies for an anterior capsular shift of the shoulder. A biomechanical comparison. *Am J Sports Med, 23, 264-9.*

[30] WIRTH M.A., BLATTER G., ROCKWOOD C.A. 1996. The capsular imbrication procedure for recurrent anterior instability of the shoulder. *J Bone Joint Surg (Am), 78, 246-59.*

[31] KISS J., MERSICH I., PERLAKY G.Y., SZOLLAS L. 1998. The results of the Putti-Platt operation with particular reference to arthritis, pain, and limitation of external rotation. *J Shoulder Elbow Surg, 7, 495-500.*

[32] KVITNE R.S., JOBE F.W., JOBE C.M. 1995. Shoulder instability in the overhand or throwing athlete. *Clin Sports Med, 14, 917-35.*

[33] SACHS R.A., WILLIAMS B., STONE M.L., PAXTON L., KUNEY M. 2005. Open Bankart repair : correlation of results with postoperative subscapularis function. *Am J Sports Med. 33, 1458-62.*

[34] PICARD F., SARAGAGLIA D., MONTBARBON E., TOURNE Y., THONY F., CHARBEL A. 1998. Conséquences anatomo-cliniques de la section verticale du muscle subscapulaire dans l'intervention de Latarjet. *Rev Chir Orthop, 84, 217-23.*

[35] MAYNOU C., CASSAGNAUD X., MESTDAGH H. 2005. Function of subscapularis after surgical treatment for recurrent instability of the shoulder using a bone-block procedure. *J Bone Joint Surg (Br), 87, 1096-101.*

[36] GUITY M.R., ROQUES B., MANSAT P., BELLUMORE Y., MANSAT M. 2002. Epaule douloureuse ou instable après butée coracoïdienne : résultat du traitement chirurgical. *Rev Chir Orthop, 88, 349-58.*

[37] GAMULIN A., PIZZOLATO G., STERNE R., HOFFMEYER P. 2002. Anterior shoulder instability : histomorphometric study of the subscapularis and deltoid muscles. *Clin Orthop Relat Res, 398, 121-6.*

[38] UHORCHAK J.M., ARCIERO R.A., HUGGARD D., TAYLOR D.C. 2000. Recurrent shoulder instability after open reconstruction in athletes involved in collision an d contact sports. *Am J Sports Med, 28, 794-9.*

[39] RHEE Y.G., HA J.H., CHO N.S. 2006. Anterior shoulder stabilization in collision athletes : arthroscopic versus open Bankart repair. *Am J Sports Med, 34, 979-85.*

[40] PAGNANI M.J., DOME D.C. 2002. Surgical treatment of traumatic anterior shoulder instability in american football players. *J Bone Joint Surg (Am), 84, 711-5.*

[41] HOVELIUS L., SANDSTROM B., ROSMARK D., SAEBO M., SUNDGREN K., MALMQVIST B. 2001. Long-term results with the Bankart and Bristow-Latarjet procedures : recurrent shoulder instability and arthropathy. *J Shoulder Elbow Surg, 10, 445-52.*

[42] HAWKINS R.J., ANGELO R.L. 1990. Glenohumeral osteoarthrosis. A late complication of the Putti-Platt repair. *J Bone Joint Surg (Am), 72, 1193-7.*

[43] LUSARDI D.A., WIRTH M.A., WURTZ D., ROCKWOOD C.A. 1993. Loss of external rotation following anterior capsulorrhaphy of the shoulder. *J Bone Joint Surg (Am), 75, 1185-92.*

[44] ROSENBERG B.N., RICHMOND J.C., LEVINE W.N. 1995. Long-term follow-up of Bankart reconstruction. Incidence of late degenerative glenohumeral arthrosis. *Am J Sports Med, 23, 538-44.*

[45] HARRYMAN D.T. II, SIDLES J.A., CLARK J.M., MCQUADE K.J., GIBB T.D., MATSEN F.A. 3rd 1990. Translation of the humeral head on the glenoid with passive glenohumeral motion. *J Bone Joint Surg (Am), 72, 1334-43.*

[46] JAVENIC J., CRAIG E.V., HSU K.C., ENGEBRETSEN L., LEW W.D. 1992. Biomechanics of repair of anterior glenohumeral instability. *Trans Orthop Res Soc, 38, 495.*

[47] OGAWA K., YOSHIDA A., IKEGAMI H. 2006. Osteoarthritis in shoulders with traumatic anterior instability : preoperative survey using radiography and computed tomography. *J Shoulder Elbow Surg, 15, 23-9.*

[48] BUSCAYRET F., EDWARDS T.B., SZABO I., ADELEINE P., COUDANE H., WALCH G. 2004. Glenohumeral arthrosis in anterior instability before and after surgical treatment : incidence and contributing factors. *Am J Sports Med, 32, 1165-72.*

[49] HOVELIUS L., THORLING J., FREDIN H. 1979. Recurrent anterior dislocation of the shoulder. Results after the Bankart and Putti-Platt operations. *J Bone Joint Surg (Am), 61, 566-9.*

[50] YOUNG D.C., ROCKWOOD C.A. 1991. Complication of a failed Bristow procedure and their management. *J Bone Joint Surg (Am), 73, 969-81.*

[51] HILL J.A., LOMBARDO S.J., KERLAN R.K., JOBE F.W., CARTER V.S., SHIELDS C.L. *et al.* 1981. The modification Bristow-Helfet procedure for recurrent anterior shoulder subluxations and dislocations. *Am J Sports Med, 9, 283-7.*

[52] BENAMMAR M.N., SARAGAGLIA D., LEGRAND J.J., FAURE C., BUTEL J. 1986. L'intervention de Latarjet dans les luxations antérieures récidivantes de l'épaule : 117 cas avec un recul de 8 ans. *Rev Chir Orthop, 72, 447-54.*

Stabilisations arthroscopiques : résultats et analyse des échecs

N. Pujol, N. Graveleau, P. Hardy

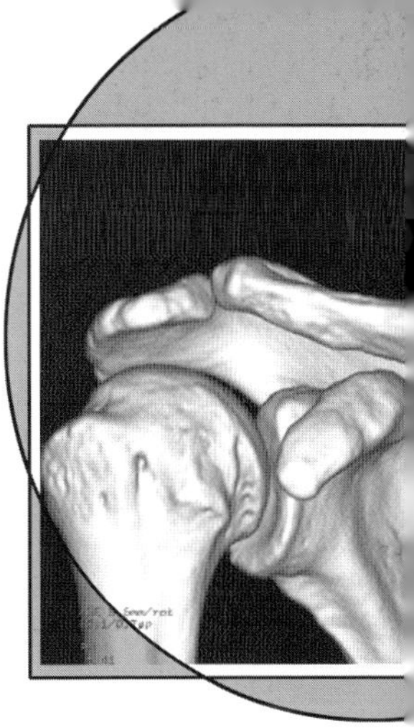

Matériel et méthodes

Il s'agit d'une étude prospective multicentrique portant sur 400 patients opérés d'une instabilité antérieure chronique de l'épaule par Bankart ou stabilisation arthroscopique. Il y avait 23 % de femmes et 77 % d'hommes. L'âge moyen au moment de l'intervention était de 29 ans (15-68), soit significativement plus élevé que l'âge moyen des patients stabilisés par une butée coracoïdienne. Le côté droit était concerné dans 60 % des cas, le côté gauche dans 40 % des cas.

Le délai moyen entre le premier épisode de luxation antérieure et la chirurgie était en moyenne de 4,7 ± 5,1 ans (0-40).

Les mobilités passives moyennes étaient de 172° (130-180) pour l'élévation antérieure, de 166° (80-180) pour l'abduction, de 58° (0-90) pour la rotation externe coude au corps (RE1), de 70° (-5-70) pour la rotation externe en abduction.

Tous les patients avaient, à l'examen clinique, une appréhension antérieure. 18 % des patients étaient hyperlaxes. 16 % avaient une hyperabduction comparée au côté controlatéral.

Lors de l'intervention, 60 % des patients étaient installés en position demi-assise, 40 % en décubitus latéral (dont 68 % avec traction et 32 % en traction-suspension). Une voie d'abord postérieure arthroscopique a été utilisée dans tous les cas. Plusieurs voies d'abord antérieures ont été effectuées : 1,3 en moyenne (1 à 3). La durée moyenne de l'intervention était de 62 ± 20 mn (20-120).

Bilan lésionnel peropératoire

Lésions osseuses

Il existait une lésion de type bony Bankart dans 19 % des cas. Le rebord antéro-inférieur de la glène était éculé dans 12 % des cas.

Une encoche de Hill-Sachs était présente dans 63 % des cas (jugée petite dans 52 % des cas et grande dans 11% des cas).

Lésions capsuloligamentaires et bourrelet

Les différents aspects lésionnels des parties molles sont résumés dans le tableau 1.

Une lésion de Bankart était présente dans 79,8 % des cas. La capsule antérieure était anormale dans 13,3 % des cas. La poche axillaire était anormale dans 41,3 % des cas. Le ligament glénohuméral inférieur était anormal dans 68,8 % des cas.

Tableau 1 : Démembrement des lésions capsuloligamentaires retrouvées lors de l'arthroscopie.

Capsule	Déchirée			Normale
- antérieure	39,4 %			60.6 %
- inférieure	21,5 %			78,5 %
Bourrelet	Lésion de Bankart	Languette-anse de seau	Absent	Normal
	79,8 %	6 %	4 %	2 %
Ligament gléohuméral inférieur	Déchiré	Distendu		Normal
	16,4 %	52,4 %		31,2 %
Poche axillaire	Déchirée	Distendue		Normale
	2,7 %	38,6 %		58,7 %
Qualité de la capsule	Pellucide			Normale
	13,3 %			86,7 %

Lésions associées

Une SLAP lésion était présente dans 54 cas (24 type II, 7 type III, 11 type IV).

L'intervalle des rotateurs était anormal dans 18 % des cas.

Une rupture partielle de la face profonde de la coiffe des rotateurs était présente dans 8 % des cas. Elle était transfixiante dans 1,4 % des cas.

Réparation arthroscopique

Toutes les lésions capsulolabrales ont été réparées sur le principe d'une retension sud-nord et ouest-est (Fig. 1).

2 ancres ont été utilisées en moyenne (1-4). Nous n'avons pas pu évaluer leur placement peropératoire. Le fil monté sur l'ancre était résorbable dans 47 % des cas, non résorbable dans 53 % des cas.

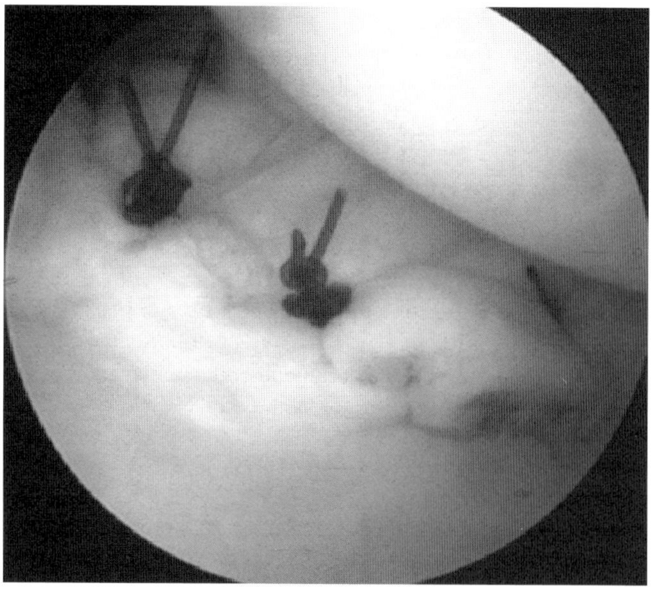

Fig. 1 : Résultat après réparation capsulo-ligamentaire arthroscopique.

Suites opératoires

Les patients ont été immobilisés coude au corps en rotation interne dans presque tous les cas (6 cas d'immobilisation en rotation neutre), pour une durée moyenne de 4 semaines (2-6).

La rééducation passive était autorisée après un délai moyen de 2 semaines (0-6). La rotation externe était limitée pendant une durée moyenne de 4,7 semaines (0-10).

La reprise du sport a été autorisée 8,6 semaines après l'intervention chirurgicale (3-28). La reprise du travail s'est effectuée en moyenne après 2,9 semaines (0-18).

Résultats

249 patients (62 % de la série) ont été revus, au recul moyen de 26,9 + 14 mois.

Les mobilités moyennes étaient :
- Elévation antérieure : 177° (150-180)
- Abduction : 171° (90-180)
- RE1 : 66° (20-95)
- RE2 : 78° (-20-100)

Les patients ont globalement récupéré toutes leurs mobilités, et particulièrement les mobilités en rotation externe. Les mobilités sont même globalement supérieures aux valeurs préopératoires comme nous l'évoquerons plus loin.

Le score de Duplay était en moyenne de 83 ± 23 (0-100).

Les résultats subjectifs montraient que 87 % des patients étaient très contents ou contents de l'intervention. Les résultats fonctionnels étaient excellents ou bons dans 79 % des cas, moyens ou mauvais dans 21 % des autres cas.

Echecs

21 patients ont présenté une récidive de la luxation (8,4 %). 9 patients ont eu un ou plusieurs épisodes de subluxation (3,6 %). Au total, il y a donc 30 patients avec un échec de stabilisation antérieure, soit 12 %.

De plus, 21 patients (8,4 %) avaient une appréhension résiduelle objectivée lors de l'examen clinique au recul ou ressenti par le patient durant ses activités.

Analyse de la série

Il existe une grande disparité dans la population de patients opérés d'une instabilité antérieure par Bankart ou stabilisation arthroscopique dans cette série. Les lésions osseuses, capsuloligamentaires ou les lésions associées sont disparates. La technique opératoire est aussi non standardisée : installations différentes, utilisation de différents implants, un nombre d'implants inhomogène, du fil résorbable ou non.

Analyse des échecs

Facteurs généraux

Les échecs ont été définis par la récidive d'une luxation vraie ou d'épisodes de subluxation, soit 12 % de la population revue.

L'âge est significativement corrélé à la récidive de luxation ou de subluxation après Bankart arthroscopique ($p < 0{,}02$). En effet, l'âge moyen des patients ayant récidivé est de 24,5 ans, contre 29,1 ans pour les autres patients.

Le sexe, le type de sport pratiqué, le délai entre le premier épisode de luxation et la chirurgie n'ont pas été retrouvés comme facteurs de risque de récidive.

Mobilités (Tableau 2)

Tous les patients ont récupéré et même gagné de l'amplitude dans leurs mobilités, et en particulier en rotation externe coude au corps et en abduction ($p < 0{,}001$).

Les patients ayant eu un échec de stabilisation arthroscopique avaient des mobilités préopératoires en rotation supérieures au groupe témoin ($p < 0{,}01$). Ils ont un gain moyen de plus de 10 degrés, significativement supérieur au groupe témoin ($p < 0{,}01$).

L'hyper-rotation externe préopératoire, de même qu'une importante amélioration de celle-ci en postopératoire, semble être des facteurs de risque de récidive.

La retension capsuloligamentaire arthroscopique ne restreint donc pas la rotation externe en postopératoire. Cependant l'appréciation de la part respective de retension sud-nord et ouest-est est difficile dans les dossiers.

Tableau 2 : *Comparaison des mobilités pré et postopératoires = facteur de risque de récidive.*

	RE1			RE2		
	Préop	**Postop**	**Gain**	**Préop**	**Postop**	**gain**
Echec = Subluxation ou luxation	68	78	10	82	94	12
Stable	57	64	7	68	75	7
p	< 0,01			< 0,001		

Lésions capsuloligamentaires et osseuses

La taille de l'encoche, les lésions glénoïdiennes, du bourrelet, de la capsule, du ligament glénohuméral inférieur ou de l'intervalle des rotateurs n'ont pas influencé le risque de récidive après stabilisation arthroscopique ($p > 0{,}1$ pour tous les paramètres).

Facteurs peropératoires

La durée de l'intervention, le fait que l'intervention ait été réalisée par un opérateur junior ou senior, le nombre d'ancres ou le type de fil utilisé (résorbable ou non), n'ont pas influencé les résultats.

Suites opératoires

La durée d'immobilisation, le début de la rééducation passive, le travail de la rotation externe, le délai de reprise du travail ou du sport n'ont pas influencé les résultats.

Discussion

Dans une récente méta analyse comparant les résultats des réparations arthroscopiques aux réparations à ciel ouvert, le taux d'instabilité résiduelle après arthroscopie était de 18 %. Le taux de récidive d'épisodes de luxation vraie était de 12 % [9].

De nombreux biais de sélection étaient mis en évidence dans les séries de réparation arthroscopique, rendant l'analyse des facteurs défavorables délicate.

Plusieurs facteurs de récidive après stabilisation arthroscopique ont été néanmoins rapportés dans la littérature (1-9).

L'article de Boileau *et al* résume bien ces facteurs de récidive [1]. Dans cette série prospective, 131 patients consécutifs ont eu une stabilisation arthroscopique, sans présélection. A plus de 2 ans de recul, le taux de récurrence (subluxation ou luxation vraie) était de 14,5 %. Les facteurs péjoratifs mis en évidence étaient :
- L'âge inférieur à 20 ans,
- Les sports d'armé ou de contact,
- Le niveau du sport pratiqué,
- Une hyperlaxité d'épaule,
- Une encoche de Hill-Sachs visible sur une radiographie de face en rotation externe,
- Un émoussement du bord glénoïdien antéro-inférieur sur une radiographie de face.

Dans notre étude, seuls l'âge et les mobilités en rotation étaient des facteurs de récidive. Mais les biais de sélection des patients sont importants dans cette étude multicentrique où la plupart des centres effectuent des réparations arthroscopiques et à ciel ouvert avec différents critères.

Conclusion

Dans cette série, les stabilisations arthroscopiques ont échoué dans 12 % des cas. Les seuls facteurs ayant influencé significativement les résultats sont l'âge jeune, et les mobilités en rotation externe (pré et post-opératoires).

Il existe néanmoins de nombreux biais à cette étude. La plupart des centres ont sélectionné les patients pour une stabilisation arthroscopique ou une butée, selon des critères qui n'ont pas pu être évalués. Le nombre important de perdus de vue rend l'interprétation du taux d'échec délicate.

Le problème majeur reste l'évaluation de la sélection des patients, et dans celle des techniques chirurgicales utilisées.

La récupération importante de la rotation externe dans tous les cas (et surtout chez les patients ayant récidivé), pose de nombreuses questions. La retension capsuloligamentaire effectuée n'est-elle donc pas aussi importante qu'escomptée ?

Des améliorations techniques pourraient sensiblement améliorer les résultats.

Des retensions postéro-inférieures associées sont-elles parfois nécessaires ? Quelle est la place de la fermeture de l'intervalle des rotateurs ou du remplissage de l'encoche par ténodèse de l'infra-épineux ? Une retension antéro-inférieure plus importante (2 ancres ou 2 fils, points en U ou en X) pourrait-elle limiter suffisamment la rotation externe pour diminuer le taux d'échecs ?

La sélection adéquate des patients et certaines améliorations techniques devront être secondairement évaluées afin d'optimiser ces résultats.

Références

[1] BALG F., BOILEAU P. 2007. The instability severity index score. A simple pre-operative score to select patients for arthroscopic or open shoulder stabilisation. *J Bone Joint Surg Br 89: 1470-7.*

[2] BIGLIANI L.U., KURZWEIL P.R., SCHWARTZBACH C.C., WOLFE I.N., FLATOW E.L. 1994. Inferior capsular shift procedure for anterior-inferior shoulder instability in athletes. *Am J Sports Med 22: 578-84.*

[3] BOILEAU P., VILLALBA M., HERY J.Y., BALG F., AHRENS P., NEYTON L. 2006. Risk factors for recurrence of shoulder instability after arthroscopic Bankart repair. *J Bone Joint Surg Am 88: 1755-63.*

[4] BURKHART S.S., DE BEER J.F. 2000. Traumatic glenohumeral bone defects and their relationship to failure of arthroscopic Bankart repairs: significance of the inverted-pear glenoid and the humeral engaging Hill-Sachs lesion. *Arthroscopy 16: 677-94.*

[5] GAROFALO R., MOCCI A., MORETTI B., CALLARI E., DI GIACOMO G., THEUMANN N., CIKES A., MOUHSINE E. 2005. Arthroscopic treatment of anterior shoulder instability using knotless suture anchors. *Arthroscopy 21: 1283-9.*

[6] ITOI E., LEE S.B., BERGLUND L.J., BERGE L.L., AN K.N. 2000. The effect of a glenoid defect on anteroinferior stability of the shoulder after Bankart repair: a cadaveric study. *J Bone Joint Surg Am 82:35-46.*

[7] KOSS S., RICHMOND J.C., WOODWARD J.S. Jr 1997. Two- to five-year followup of arthroscopic Bankart reconstruction using a suture anchor technique. *Am J Sports Med 25: 809-12.*

[8] LAFOSSE L., ISERIN A., KEMPF J.F., HARDY P. 2000. Arthroscopic treatment of chronic anterior shoulder instability. *Rev Chir Orthop Reparatrice Appar Mot 86 Suppl 1: 106-9.*

[9] LENTERS T.R., FRANTA A.K., WOLF F.M., LEOPOLD S.S., MATSEN F.A. 3rd 2007. Arthroscopic compared with open repairs for recurrent anterior shoulder instability. A systematic review and meta-analysis of the literature. *J Bone Joint Surg Am 89: 244-54.*

Capsuloplastie arthroscopique : morbidité et complications

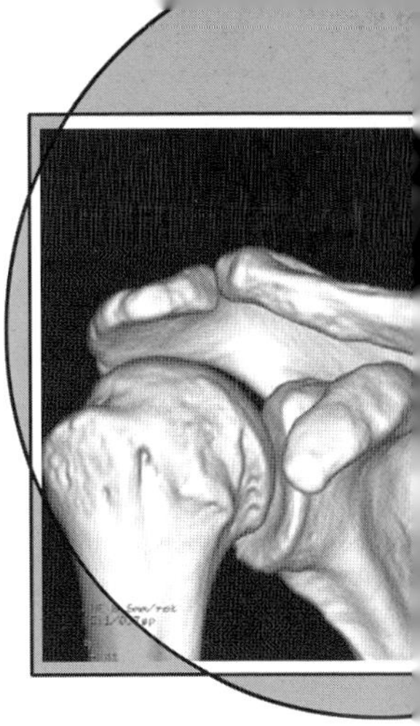

L. Nove-Josserand

La série comporte 400 épaules opérées d'une stabilisation arthroscopique avec réalisation d'un Bankart. Il s'agissait dans 23 % de femmes, et d'hommes dans 77 %. L'âge moyen au moment de l'intervention était de 29 ans.

Les 400 épaules opérées proviennent de 22 centres chirurgicaux différents avec une moyenne de 18 patients par centre (1 à 126). Cela permet d'affiner la vision globale de la morbidité de cette intervention indépendamment du classique "effet centre". L'intervention était réalisée par un junior dans 43 cas, soit 10,75 % des cas.

Nous avons distingué les complications peropératoires, les complications précoces survenant dans les trois premiers mois postopératoires et les complications au plus long recul (recul moyen de 26,9 mois ± 14).

Les complications peropératoires - 400 épaules

5 cas de bris d'implant ont été rapportés, toujours avec un chirurgien senior. Il n'y avait pas d'allongement significatif du temps opératoire ni de conséquence sur le résultat.

Dans 17 cas, une difficulté opératoire était rapportée sans être détaillée. Il s'agissait 3 fois sur 17 d'un chirurgien junior.

Complications précoces à 3 mois - 299 épaules

On ne notait aucun hématome, infection ou phlébite postopératoire. Un problème cicatriciel était rapporté dans 2 cas sans autre précision et sans conséquence.

Par fréquence, la première complication rapportée était la raideur articulaire postopératoire. Nous avons regroupé les algodystrophies et les capsulites, soit 12 cas avec une durée moyenne d'évolution de 6,7 mois (1 à 12).

On notait 2 complications neurologiques :
- une atteinte partielle du nerf axillaire avec un mauvais résultat sur le plan clinique et subjectif.
- une compression du nerf ulnaire liée à l'immobilisation avec récupération d'un résultat satisfaisant.

Enfin, une douleur persistante du coude, était rapportée sans autre précision.

Les complications au plus long recul - 249 épaules

La récidive d'instabilité représente l'essentiel des complications au plus long recul. On retrouvait 30 cas d'instabilité soit sous forme de subluxation (9 cas), soit sous forme de luxation (21 cas). Une reprise chirurgicale a été réalisée par butée 12 fois et par reprise de capsuloplastie arthroscopique dans 2 cas. L'existence d'une récidive d'instabilité non opérée diminuait le résultat tant sur le plan objectif que sur le plan subjectif (score de Duplay 45,7 ± 40 avec 31 % d'excellents et bons résultats et 38 % de patients très satisfaits et satisfaits). Par contre, les récidives d'instabilité réopérées permettaient d'améliorer le score fonctionnel (score de Duplay de 54,3 ± 32 et 50 % d'excellents et bons résultats sur le plan fonctionnel) mais pas le résultat subjectif (36 % de patients très satisfaits et satisfaits). Par comparaison dans la série sans récidive, le score de Duplay était de 87,6 ± 17 avec 85 % d'excellents et bons résultats sur le plan fonctionnel et un taux de satisfaction de 92 %.

Les autres complications au plus long recul étaient une douleur persistante de l'épaule nécessitant une reprise chirurgicale sous arthroscopie pour ténodèse du biceps. Une autre reprise a été réalisée pour cause inconnue.

Conclusion

Le Bankart sous arthroscopie est une intervention présentant une très faible morbidité postopératoire. L'absence d'impact du statut junior ou senior du chirurgien sur le taux de complication est en faveur d'une courbe d'apprentissage relativement aisée. Par contre, il existe un taux de récidive d'instabilité significatif. On peut discuter ici la part de responsabilité de la technique chirurgicale et de l'indication dans la récidive d'instabilité.

Complication et morbidité : synthèse des différentes méthodes

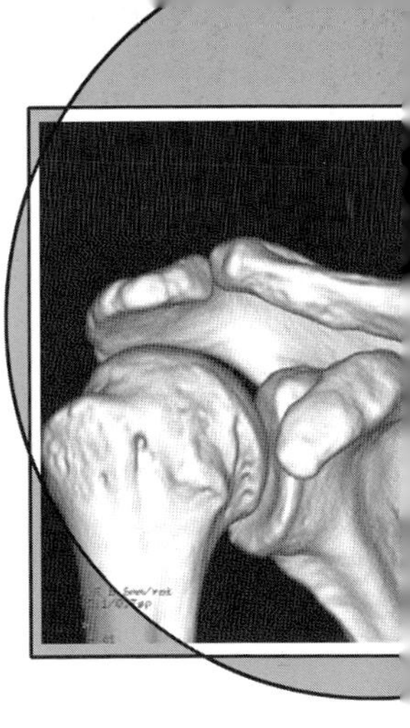

L. Nové-Josserand

Nous avons comparé les complications peropératoires, postopératoires immédiates (morbidité) survenues dans les 3 premiers mois postopératoires et les complications au plus long recul des différentes techniques opératoires : butée type Latarjet, capsuloplastie à ciel ouvert et capsuloplastie arthroscopique.

Complications peropératoires

Le tableau n° 1 met en évidence un taux global de complications peropératoires peu important. Il existe une différence significative en ce qui concerne la stabilisation arthroscopique mais parmi les 22 cas rapportés sont inclus 17 cas de difficultés peropératoires non détaillées. Si on se réfère vraiment aux complications peropératoires, on retrouve 5 cas ce qui fait un taux de complications équivalent ou peu différent en fonction de la technique. Le statut "junior" du chirurgien a le plus d'impact sur l'intervention de Latarjet, en faveur d'une courbe d'apprentissage plus difficile par rapport aux capsuloplasties à ciel ouvert ou arthroscopiques qui semblent plus facilement accessibles aux plus jeunes.

Tableau 1 *: Complications peropératoires*

	Complications peropératoires	Junior
Butées Latarjet 464 cas	8 1,7 %	37 %
Capsuloplasties à ciel ouvert 59 cas	3 5 %	10 %
Capsuloplasties arthroscopiques 400 cas	22* 5,5 %	14 %

* 5 complications et 17 difficultés peropératoires

Complications précoces survenant pendant les 3 premiers mois – Morbidité

Le tableau n° 2 montre que seule la butée présente des complications classiques de la chirurgie avec présence d'hématomes, d'infections et des problèmes cicatriciels. Hématomes et infections sont absents avec les capsuloplasties à ciel ouvert ou arthroscopique. Les complications neurologiques sont peu fréquentes quelle que soit la technique chirurgicale. La raideur articulaire postopératoire représente la première complication par ordre de fréquence. La responsabilité de l'immobilisation postopératoire ou de la technique chirurgicale elle-même reste discutée.

***Tableau 2** : Morbidité - Synthèse*

	Hématome	Infection	Cicatrisation	Compl neuro	Raideur	Phlébite	TOTAL
Butées Latarjet 312 cas	3 0,96 %	2 0,6 %	2 0,6 %	3 0,96 %	6 1,9 %	0	18 5,8 %
Capsuloplasties à ciel ouvert 41 cas	1 2,4%	0	0	0	1	0 2,4 %	1 2,4 %
Capsuloplasties arthroscopiques 299 cas	0	0	2 0,7 %	2 0,7 %	12 4 %	0	16 5,3 %

Au total, les complications postopératoires précoces ou morbidité ont une fréquence globalement modérée. La fréquence de ces complications est équivalente pour la butée de Latarjet et la capsuloplastie arthroscopique avec une distribution différente. Les butées de Latarjet présentent une morbidité classique liée à la chirurgie à ciel ouvert alors que les capsuloplasties arthroscopiques semblent générer plus de raideur articulaire postopératoire.

Récidive d'instabilité au plus long recul (Tableau n° 3)

Au total, c'est la stabilisation chirurgicale par butée de type Latarjet qui permet d'obtenir le meilleur résultat en terme de récidive d'instabilité devant les capsuloplasties à ciel ouvert puis les capsuloplasties arthroscopiques. Le taux de récidives des capsuloplasties arthroscopiques de 12 % apparaît intéressant compte tenu de la grande diversité des centres participant permettant de limiter "l'effet centre". La différence de résultats entre les butées de Latarjet et les capsuloplasties arthroscopiques est significative ($p < 10^{-3}$).

***Tableau 3** : Récidives d'instabilité*

	Luxations	Subluxations	Total
Butées Latarjet 279 cas	6 2,1 %	6 1,8 %	12 4,3 %
Capsuloplasties à ciel ouvert 26 cas	2 7,7 %	0	2 7,7 %
Capsuloplasties arthroscopiques 249 cas	21 8,4 %	9 3,6 %	30 12 %

$p < 10^{-3}$

Le taux de reprises chirurgicales augmente des butées aux capsuloplasties chirurgicales puis arthroscopiques (Tableau n° 4). Les butées de Latarjet génèrent peu de reprises chirurgicales pour récidive d'instabilité. Il s'agit plutôt d'autres causes comme le positionnement non satisfaisant de la butée (3 cas avec reprise précoce dans les 3 premiers mois) ou la longueur inadéquate des vis responsable de douleurs postérieures. La capsuloplastie arthroscopique génère le plus de reprises chirurgicales pour récidive d'instabilité. La capsuloplastie à ciel ouvert se situe en position intermédiaire avec une reprise pour instabilité.

Tableau 4 : *Reprises chirurgicales*

	Reprise chirurgicale Instabilité	Reprise chirurgicale Autre	Reprise chirurgicale TOTAL
Butées Latarjet 279 cas	3 1 %	5* 1,8 %	8 2,9 %
Capsuloplasties à ciel ouvert 26 cas	1 3,8 %		1 3,8 %
Capsuloplasties arthroscopiques 249 cas	14 5,6%	2 0,8%	16 6,4%

* Dont 3 précoces dans les 3 premiers mois

Conclusion

La butée de Latarjet est l'intervention qui présente la morbidité la plus importante mais qui permet d'obtenir les meilleurs résultats en terme de stabilité. A l'opposé, la capsuloplastie arthroscopique est l'intervention qui présente la plus faible morbidité (surtout si on ne tient pas compte des raideurs qui sont liées en partie à l'immobilisation) mais également le plus fort taux de récidive d'instabilité...

La butée de Latarjet est certainement l'intervention qui nécessite la courbe d'apprentissage la plus difficile : le taux de complications peropératoires liées à un junior est le plus important, la morbidité directement liée à l'intervention elle-même est la plus importante et c'est l'intervention qui génère le plus de reprise chirurgicale pour un problème autre qu'une instabilité (vis trop longue, butée mal positionnée...). A l'opposé, capsuloplastie arthroscopique de même que capsuloplastie à ciel ouvert ne semblent pas avoir une courbe d'apprentissage difficile suivant les mêmes critères.

En terme de stabilité, la butée de Latarjet confirme sa supériorité malgré une étude très multicentrique limitant les "effets centres".

Néanmoins, il faut rester prudent avant de juger et de comparer les différentes techniques chirurgicales. L'indication doit faire partie également de l'analyse (instabilité traumatique, non traumatique, hyperlaxité...). On peut penser qu'il persistera toujours un taux incompressible de récidive quelle que soit la technique. Sommes-nous capables de stabiliser définitivement une épaule en sachant que certaines récidives surviennent sur des traumatismes sévères, voire dans le cadre d'une comitialité... ?

Corrélations entre le bilan préopératoire et les lésions peropératoires

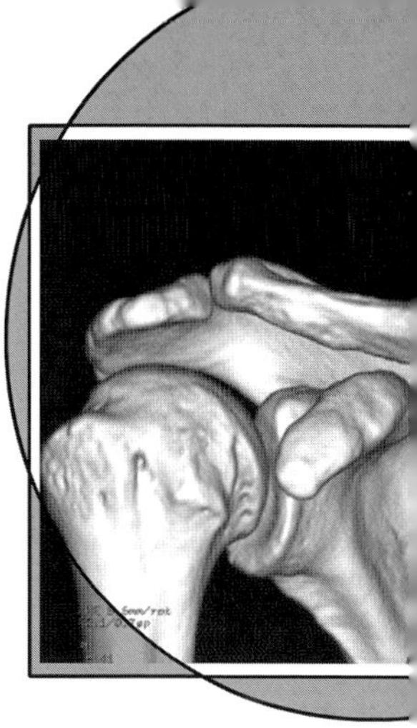

P. Clavert, J.-F. Kempf

Introduction

En cas d'instabilité antérieure récidivante, 3 éléments peuvent être lésés : le versant glénoïdien, la capsule articulaire, et le versant huméral [1]. Chaque élément de cette chaîne doit être évalué lors de l'intervention pour être réparé au mieux. L'examen clinique et l'analyse du bilan radiologique préopératoire doivent théoriquement permettre d'optimiser cette analyse lésionnelle.

Dans le cadre de cette étude prospective, nous avons estimé que 2 types de corrélations lésionnelles devaient être analysées :

- **Les corrélations entre les données de l'examen clinique et les lésions anatomiques constatées lors de la chirurgie :** l'examen clinique préopératoire permet-il de préjuger des lésions anatomiques qu'elles soient capsulo-ligamentaires ou osseuses ?
- **Les corrélations entre les données radiologiques et les évaluations peropératoires :** sommes-nous en mesure d'évaluer l'importance de l'encoche humérale ou de la lésion glénoïdienne lors de l'examen clinique ?

Corrélations entre l'examen clinique et les lésions anatomiques constatées lors de l'intervention

Lors de l'examen clinique initial, trois signes d'instabilité et de laxité étaient recherchés : l'hyper-rotation latérale à 90° d'abduction (RE2) par rapport au côté controlatéral considéré comme sain, le signe de Gagey et la présence d'un *sulcus sign* en rotation latérale coude au corps (RE1) [2].

Examen clinique et lésions capsulo-ligamentaires peropératoires

- RE2

La présence d'une hyper-rotation latérale en abduction n'est pas corrélée, dans cette étude, à la présence d'une lésion capsulo-labrale, qu'il s'agisse d'une brèche capsulaire ($p = 0,15$) ou de simple distension capsulaire (0,13). Cependant, en cas de lésion de Bankart, RE2 a tendance à être augmentée ($p = 0,045$) par rapport au côté controlatéral.

- Le signe de Gagey [3]

Pour étudier la pertinence de ce test clinique, nous nous sommes intéressés à une population ne présentant pas de signes cliniques d'hyperlaxité controlatérale ou généralisée.

Le signe de Gagey était positif en cas de lésion labrale isolée (p = 0,011), de lésion de Bankart (p = 0,0004), de distension capsulaire (P = 0,0002) et de brèche capsulaire (p = 0,004).

Donc le test de Gagey semble d'autant plus positif qu'il existe une distension capsulaire, une lésion de Bankart, une brèche capsulaire et enfin une lésion labrale isolée.

- *Le Sulcus sign en rotation latérale*

Ce test était très positif en cas de lésion capsulaire, que ce soit une simple distension (p = 0,000001) ou une brèche capsulaire (p = 0,00003). Par contre, en cas de lésion de Bankart, ce signe n'était que légèrement plus fréquent (p = 0,046). Enfin, en cas de lésion labrale isolée, il n'y avait pas significativement plus de sulcus en rotation latérale (p = 0,089) que dans la population sans lésion.

Donc le *sulcus sign* en rotation latérale est véritablement présent lorsqu'il existe des lésions capsulaires. Il n'est donc pas positif qu'en cas de lésion ou de distension de l'intervalle des rotateurs.

Examen clinique et lésions osseuses peropératoires

Comme pour l'analyse des lésions capsulo-ligamentaires, nous avons recherché si ces mêmes données de l'examen clinique préopératoire étaient corrélées à une ou des lésion(s) osseuse(s) particulière(s) : le pan coupé ou la fracture du bord antérieur de la glène d'une part [4] et d'autre part l'encoche humérale.

Les lésions glénoïdiennes observées lors de l'arthroscopie étaient classées par l'opérateur en 3 types : glène normale, pan coupé, fracture. De même, les encoches humérales étaient classées en 3 types : humérus normal, petite ou grande encoche.

- *RE2*

Nous n'avons pas trouvé de corrélation entre la présence d'une RE2 pathologique et la présence d'une lésion glénoïdienne (pan coupé + fracture) (p = 0,37). La rotation latérale coude au corps des patients présentant une encoche humérale n'était pas statistiquement plus importante (p = 0,19) que chez les patients ayant un humérus considéré comme sain par l'opérateur.

Donc, l'hyper-rotation latérale, coude au corps, n'est pas augmentée en cas de lésion glénoïdienne ou d'encoche humérale.

- *Signe de Gagey*

Le test de Gagey chez les patients présentant une lésion de glène, toutes lésions confondues, était statistiquement plus fréquent que dans le reste de la population (p = 0,004). Mais il n'était pas plus fréquent chez les patients présentant une fracture glénoïdienne que chez les patients ayant une glène saine (p = 0,07). Il n'est donc pas discriminatif des différentes lésions osseuses glénoïdiennes.

Par contre, ce signe n'était pas associé à une lésion osseuse humérale (p = 0,15).

- *Sulcus sign en rotation latérale*

Que ce soit concernant les lésions glénoïdiennes ou les lésions osseuses humérales, statistiquement le sulcus en rotation latérale est augmenté. Cependant, les groupes étant de très petite taille (données non fournies dans de très nombreux cas), nous ne pouvons absolument pas en tirer de conclusions.

Globalement, concernant l'examen clinique, nous retiendrons que :

- La rotation latérale en abduction à 90° (RE2) n'est pas modifiée par les lésions capsulo-ligamentaires et par les lésions osseuses.
- Le test de Gagey est positif s'il existe une distension capsulaire, une lésion de Bankart ou une brèche capsulaire ; il est également plus fréquent en cas de lésions du bord antérieur de la glène.
- Le sulcus en rotation latérale est très positif en cas de lésions capsulaires, mais pas en cas de lésions osseuses.

Corrélations entre les données radiologiques et leurs évaluations peropératoires

Cette étude a inclus des patients opérés à ciel ouvert (capsulorraphie et butée), ainsi que des patients opérés sous arthroscopie. Que l'encoche humérale ait été évaluée par la radiographie standard (encoche grande, petite ou nulle) ou par le scanner, nous n'avons pas retrouvé de corrélation avec l'évaluation faite durant l'intervention.

Il en est de même pour l'évaluation des lésions du bord antérieur de la glène qu'elle soit faite sur l'incidence de Bernageau ou au scanner.

Nous avons donc de grandes difficultés à évaluer et quantifier les lésions osseuses, en préopératoire et probablement en peropératoire. Il est donc nécessaire d'optimiser un certain nombre de protocoles radiologiques pour uniformiser les critères d'analyse et de classification des lésions osseuses de l'instabilité antérieure d'épaule [5].

Conclusion

A notre connaissance, nous n'avons pas retrouvé dans la littérature d'étude comme celle-là. Certes, Burkhart *et al.* [4] ont étudié les corrélations entre l'aspect arthroscopique des lésions du bord antérieur de la glène et leurs aspects scanographiques, mais ils ne se sont pas penchés sur les corrélations de ces lésions avec l'examen clinique. De même, il existe un grand nombre d'articles descriptifs de tests cliniques concernant des lésions labrales ou capsulaires, avec des taux de sensibilité et de spécificité plus ou moins intéressants. Jamais il n'a été question de prendre le problème dans le sens inverse, à savoir : il y a des lésions constatées lors de la chirurgie, qu'en est-il de l'examen clinique "standard", comment les suspecter et surtout que faut-il conclure des données de l'examen clinique ? En d'autres termes, l'examen clinique et/ou radiologique permettent-ils d'orienter le diagnostic lésionnel ou le diagnostic final repose-t-il uniquement sur la chirurgie ?

De cette étude de corrélations cliniques-radiologiques et peropératoires, il nous faut donc retenir que :

- C'est principalement la présence d'un sulcus test positif en rotation qui est le signe d'une lésion capsulo-labrale.

- Le signe de Gagey est positif, certes en cas d'hyperlaxité, mais également en cas de lésions capsulo-labrales et pour certaines lésions osseuses glénoïdiennes. Il semble cependant moins discriminant que le sulcus test.
- Enfin l'hyper-rotation latérale reste un signe évocateur d'une lésion ligamentaire antérieure.

Par contre, tout comme l'ont déjà montré plusieurs auteurs [6-8], il est très difficile de trouver des arguments cliniques pouvant faire suspecter la présence de telle ou telle lésion osseuse responsable de l'instabilité antérieure chronique récidivante de l'épaule.

Références

[1] LAFOSSE L., BOILEAU P., LAFOSSE L., P. BOILEAU 2001. Traitement arthroscopique des instabilités antérieures de l'épaule. Symposium SFA, Annecy, Décembre 2000. *Annales de la Société Française d'Arthroscopie.*

[2] MILLETT P., CLAVERT P., WARNER J. 2003. Arthroscopic management of anterior, posterior, and multidirectional shoulder instability: pearls and pitfalls. *Arthroscopy 19: 86-93.*

[3] GAGEY O., GAGEY N. 2001. The hyperabduction test. *J Bone Joint Surg 83(Br): 69-74.*

[4] GERBER C., NYFFELER R. 2002. Classification of glenohumeral joint instability. *Clin Orthop 400: 65-76.*

[5] BARCHILON V., KOTZ E., BARCHILON BEN-AV M., GLAZER E., NYSKA M. 2008. A simple method for quantitative evaluation of the missing area of the anterior glenoid in anterior instability of the glenohumeral joint. *Skeletal Radiol 37: 731-736.*

[6] BURKHART S., DEBEER J. 2000. Traumatic glenohumeral bone defects and their relationship to failure of arthroscopic Bankart repairs: significance of the inverted-pear glenoid and the humeral engaging Hill-Sachs lesion. *Arthroscopy 16: 677-94.*

[7] CHUANG T., ADAMS C., BURKHART S. 2008. Use of preoperative three-dimensional computed tomography to quantify glenoid bone loss in shoulder instability. *Arthroscopy 24: 376-382.*

[8] BOILEAU P., VILLALBA M., HERY J.Y. *et al.* 2006. Risk factors for recurrence of shoulder instability after arthroscopic Bankart repair. *J Bone Joint Surg Am 88: 1755-63.*

Instabilité antérieure et lésions osseuses

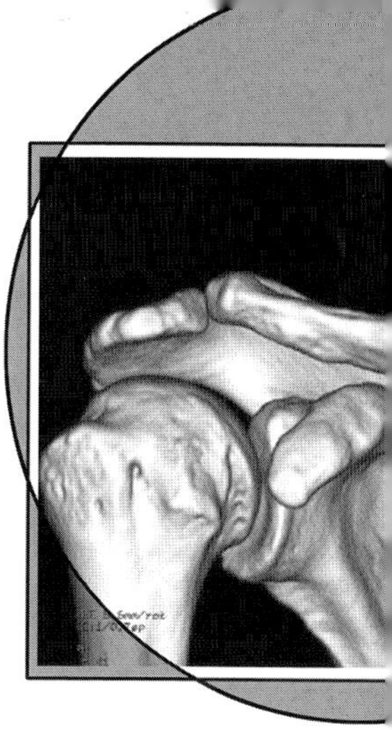

N. Billot, B. Toussaint

Matériel et méthodes

Il s'agit d'une étude prospective multicentrique portant sur 927 patients opérés d'une instabilité antérieure chronique de l'épaule. Le bilan radiologique à l'inclusion des patients comprenait des radiographies standards de l'épaule associant un cliché de face 3 incidences (neutre, rotation interne, rotation externe, cette dernière n'étant pas systématique), un profil de Bernageau et un profil de Bernageau dépassé (selon les habitudes du clinicien) ainsi qu'un arthroscanner qui n'était pas réalisé de façon systématique.

L'évaluation radiologique des lésions osseuses humérales était faite sur les clichés de face en rotation interne et l'importance de l'encoche était classée en petite, moyenne ou grande. Le volume de l'encoche était estimé par la technique de P. Hardy *et al* par le rapport entre la profondeur de l'encoche sur le rayon de la tête.

L'évaluation radiologique des lésions osseuses glénoïdiennes était faite sur les clichés de Bernageau et sur l'arthroscanner et classée en normale, éculée, à pan coupé, ou fracture.

L'évaluation était faite indépendamment sur les clichés standards et sur l'arthroscanner.

L'arthrose glénohumérale était estimée sur le cliché de face en rotation neutre selon la classification de Samilson en quatre stades.

Bilan lésionnel

Lésions osseuses humérales

Sur 772 dossiers documentés par une face en rotation interne, on avait 34,4 % des patients qui ne présentaient pas de lésions osseuses sur le versant huméral. 52 % des patients avaient une encoche classée petite et 13,6 % classée grande.

Le volume de l'encoche humérale de Hill-Sachs était inférieur à 16 % du volume de la tête dans 75 % des cas.

Lésions osseuses glénoïdiennes

Sur 850 dossiers documentés par des clichés de Bernageau, nous avions 49 % de glène sans lésion osseuse. Nous avions 24,8 % patients avec un éculement du rebord antéro-inférieur de la glène, 7,5 % de glènes en pan coupé et 17,9 % de glènes fracturées.

Lésions combinées

23,8 % des patients n'avaient pas de lésion osseuse ni sur le versant huméral ni sur le versant glénoïdien : autrement dit 76 % des patients avaient au moins une lésion osseuse.

Mais seulement 5 % des patients avaient des lésions bipolaires majeures (grande encoche et fracture de la glène, grande encoche et glène en pan coupé).

Corrélation entre les clichés standards et l'arthroscanner

Il existait une concordance de 81 % entre l'évaluation des lésions humérales diagnostiquées à la radiographie et celles diagnostiquées à l'arthroscanner. La concordance pour les lésions glénoïdiennes était de 82 %.

Lésions arthrosiques

Sur 873 dossiers documentés, nous avions 83 % de patients qui n'avaient pas d'arthrose.

15 % avaient un stade 1 de la classification de Samilson et moins de 2 % des patients avaient un stade 2, 3, ou 4.

Donc 17 % des patients avaient de l'arthrose six ans en moyenne après le premier épisode de luxation.

Nombre de luxations et lésions osseuses

Dans la série, 50 % des patients avaient présenté moins de 3 luxations et 25 % plus de 5 luxations.

Il existait une corrélation entre le nombre de luxations et le type de lésions glénoïdales. En effet, lorsque les patients avaient des lésions de type pan coupé ou fracture le risque d'avoir un grand nombre de luxations était 1,5 fois plus important ($p < 0,001$) par rapport aux autres patients.

Il n'est pas pour autant possible de dire si ce sont les lésions initiales qui expliquent le nombre élevé de luxations ou si c'est le nombre de luxations qui entraîne la lésion glénoïdienne.

Choix de la technique en fonction des lésions

Lorsque la lésion sur le versant huméral était classée comme grande encoche, une butée était réalisée dans 64 % des cas. Lorsque celle-ci était considérée comme petite, une réparation capsulaire a été réalisée dans 58 % des cas.

Lorsque la lésion sur le versant glénoïdien était une fracture, il était réalisé une butée dans 70 % des cas. Lorsque sur ce même versant il n'y avait pas de lésion, une réparation capsulaire était réalisée dans 63 % des cas.

Lorsqu'il existait une combinaison entre une grande encoche sur le versant huméral avec une lésion de type fracture ou pan coupé sur la glène, une butée était réalisée dans 96 % des cas.

Comme on pouvait s'y attendre, les différents opérateurs avaient orienté le choix de leur technique en fonction de l'importance des lésions osseuses.

Résultats : analyse des échecs en fonction des lésions osseuses

L'analyse des résultats a été réalisée sur les 549 patients revus au dernier recul moyen de 27 mois. Les résultats étaient considérés comme échec lorsque le score de Duplay était inférieur à 25.

L'analyse s'est tout particulièrement portée sur les techniques de capsuloplastie à ciel ouvert et arthroscopique considérant que lorsqu'une butée était réalisée, le problème osseux était éliminé.

Les lésions humérales

Le taux d'échecs était de 31 % lorsque les lésions sur le versant huméral étaient qualifiées de grande, de 13,4 % quand l'encoche était petite et de 15,4 % lorsqu'il n'existait pas de lésions osseuses. Ces différences n'étaient pas statistiquement significatives.

Les lésions glénoïdiennes

Lorsque les lésions sur le versant glénoïdien étaient de type fracture, le taux d'échec était de 25 % ; il était de 50 % pour les lésions de type pan coupé, de 31 % pour les glènes éculées et de 20 % lorsqu'il n'existait pas de lésions osseuses. Ces différences n'étaient pas statistiquement significatives.

Conclusion

76 % des patients avaient au moins une lésion osseuse. Il existait une très bonne corrélation entre l'évaluation des lésions osseuses entre la radiographie et l'arthroscanner.

Le nombre de luxations était corrélé à l'importance des lésions glénoïdiennes sans pour autant savoir s'il en était la cause ou la conséquence.

La butée a été raisonnablement préférée lorsque les lésions osseuses étaient majeures et bipolaires.

Enfin le taux de récidive n'était pas statistiquement corrélé de façon significative à l'importance des lésions mais il existait un biais de sélection lié au choix de la technique.

Instabilité antérieure et rupture de coiffe

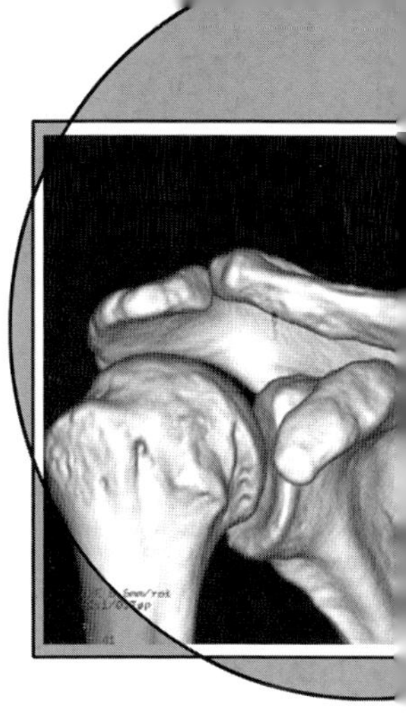

C. Pelegri, C. Bessière, P. Boileau

L'instabilité antérieure et la pathologie de la coiffe des rotateurs sont deux entités souvent liées. La coiffe des rotateurs est un stabilisateur important de l'épaule [1, 2] et une lésion de deux tendons semble pouvoir entraîner, à elle seule, une instabilité de l'épaule [3]. Inversement, toute luxation peut se compliquer d'une lésion de la coiffe, en particulier après 40 ans [4-6].

Matériel et méthodes

Parmi les patients de la série, 34 présentaient une lésion partielle de la face profonde du supraspinatus (3,3 %) et 7 une lésion transfixiante de ce tendon (0,7 %). Un patient présentait une lésion isolée de l'infraspinatus. L'état du subscapularis n'était pas renseigné dans la fiche de recueil radiologique.

L'âge moyen lors de l'intervention était de 38 ans en cas de lésion partielle (16-66) et de 42 ans en cas de lésion transfixiante (20-56). Il s'agissait d'hommes dans 80 % des cas et le côté dominant était concerné dans 66 % des cas.

Dans 24 cas, les patients avaient présenté des luxations (2.3 épisodes en moyenne). Dans 11 cas, il s'agissait uniquement de subluxations (7 épisodes en moyenne).

Sept patients avaient présenté des traumatismes sans notion de luxation. Il s'agissait de traumatismes sportifs dans 61 % des cas.

Résultats

Pour les 7 lésions transfixiantes du supraspinatus, le diagnostic avait été fait dans 3 cas en préopératoire sur le bilan d'imagerie. Deux patients ont eu une butée, cinq patients ont eu une capsulorraphie arthroscopique.

Pour les 34 lésions partielles, le diagnostic avait été fait dans 12 cas en préopératoire. Dans 3 cas, un diagnostic de lésion transfixiante avait été porté par excès. Il a été réalisé deux butées et 32 capsulorraphies arthroscopiques.

Le score de Duplay au dernier recul était de 82 points (30-100). Deux patients opérés par arthroscopie ont présenté une algodystrophie.

Deux patients ont présenté une récidive de l'instabilité. Le premier, âgé de 38 ans, traité par arthroscopie puis repris à deux ans par une butée, présentait une pseudarthrose de celle-ci avec un score de Duplay de 20 points. Le deuxième était également un échec de stabilisation arthroscopique avec un score de 40 points au dernier recul.

Discussion

Dans cette série, l'épidémiologie est globalement comparable à la série globale mais retrouve des patients plus âgés, ce qui confirme l'incidence supérieure des lésions de la coiffe en cas d'instabilité chez les patients de plus de 40 ans. Les résultats cliniques du traitement de l'instabilité sont comparables avec un score de Duplay à 82 points en cas de lésion de la coiffe pour 85 points dans la série globale (NS).

Le recueil des données était axé sur l'instabilité et malheureusement certaines données manquaient, en particulier l'état du subscapularis à l'arthro-TDM, le type de geste éventuellement effectué sur les lésions de la coiffe et l'évaluation clinique au dernier recul de celle-ci. Dans ces conditions, il a été impossible d'évaluer l'intérêt des gestes de réparation de la coiffe sur la stabilité.

La chirurgie arthroscopique permet un diagnostic et une prise en charge concomitante plus aisée des lésions labrales et des lésions de la coiffe. Les résultats de cette chirurgie semblent actuellement intéressants [7].

Conclusion

Cette série hétérogène confirme les données classiques sur les lésions de la coiffe associées à une instabilité antérieure de l'épaule. Les lésions doivent être diagnostiquées et traitées dans le même temps opératoire, ce qui est particulièrement réalisable en chirurgie arthroscopique.

Références

[1] HSU H.C., BOARDMAN N.D., LUO Z.P., AN K.N. 2000. Tendon-defect and muscle-unloaded models for relating a rotator cuff tear to glenohumeral stability. *J Orthop Res 18: 952-8.*

[2] POULIART N., GAGEY O. 2006. Concomitant rotator cuff and capsuloligamentous lesions of the shoulder: a cadaver study. *Arthroscopy 22-7: 728-35.*

[3] LOEHR J.F., HELMIG P., SOJBJERG J.O., JUNG A. 1994. Shoulder instability caused by rotator cuff lesions. An in vitro study. *Clin Orthop 304:84-90.*

[4] NEVIASER R.J., NEVIASER T.J., NEVIASER J.S. 1993. Anterior dislocation of the shoulder and rotator cuff rupture. *Clin Orthop 291: 103-6.*

[5] PORCELLINI G., PALADINI P., CAMPI F., PAGANELLI M. 2006. Shoulder instability and related rotator cuff tears: arthroscopic findings and treatment in patients aged 40 to 60 years. *Arthroscopy 22-3: 270-6.*

[6] WALCH G., DEJOUR H., TRILLAT A.G. 1987. Recurrent anterior dislocationof the shoulder occuring after the age of 40. *Rev Chir Orthop Reparatrice Appar Mot 73: 609-16.*

[7] VOOS J.E., PEARLE A.D., MATTERN C.J., CORDASCO F.A., ALLEN A.A., WARREN R.F. 2007. Outcomes of combined arthroscopic rotator cuff and labral repair. *Am J Sports Med 35-7: 1174-9.*

Butée selon Latarjet et muscle subscapulaire

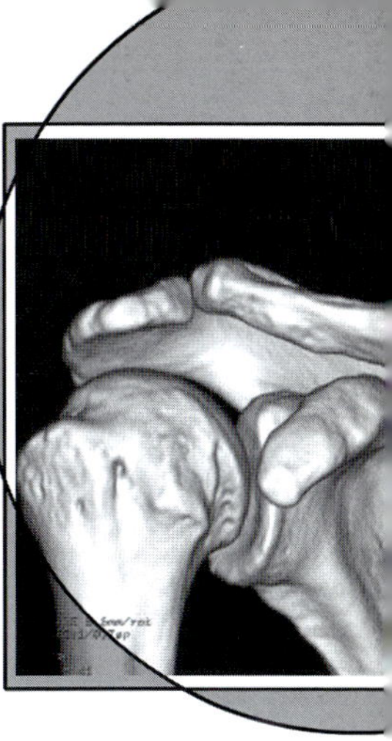

D. Saragaglia, B. Rubens-Duval, G. Estour, H. Pichon

La mise en place d'une butée pré glénoïdienne nécessite l'ouverture du tendon du subscapulaire près de son insertion sur la tubérosité mineure de l'extrémité proximale de l'humérus. Cette incision peut être à l'origine d'une insuffisance musculaire voire d'une atrophie graisseuse plus ou moins étendue [1] en cas de cicatrisation insuffisante voire de lâchage de suture. Depuis de nombreuses années, certains auteurs [2, 3, 4] ont proposé de faire une incision moins invasive pour essayer de diminuer l'agression de la pénétration intra-articulaire tout en préservant le bon positionnement de la butée (butée affleurante placée au niveau du 1/3 inférieur de la glène). L'objectif de ce travail était d'évaluer le retentissement du type d'incision sur la force musculaire en rotation interne de l'épaule à partir des dossiers de "Latarjet" du symposium.

Matériel et méthodes

La série du symposium était composée de 464 butées. 6 types d'incision du subscapulaire ont été utilisés : section horizontale (Fig. 1), ouverture en U (Fig. 2), section verticale des 2/3 proximaux (Fig. 3), incision en L (Fig. 4), incision de Weaver (Fig. 5), section complète. Parmi celles-ci, 394 (85 %) ont été placées à travers une incision horizontale. Le tableau 1 résume les différents types d'incision et leurs proportions.

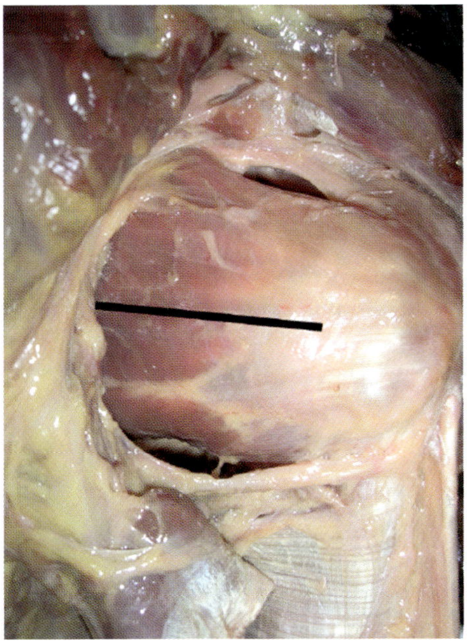

***Fig. 1** : Incision horizontale*

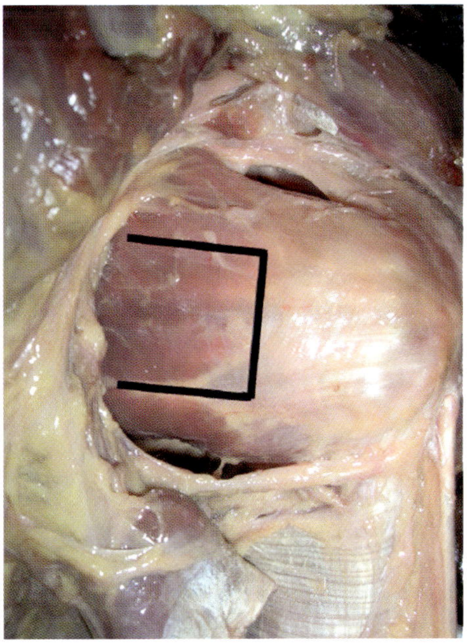

***Fig. 2** : Incision en U*

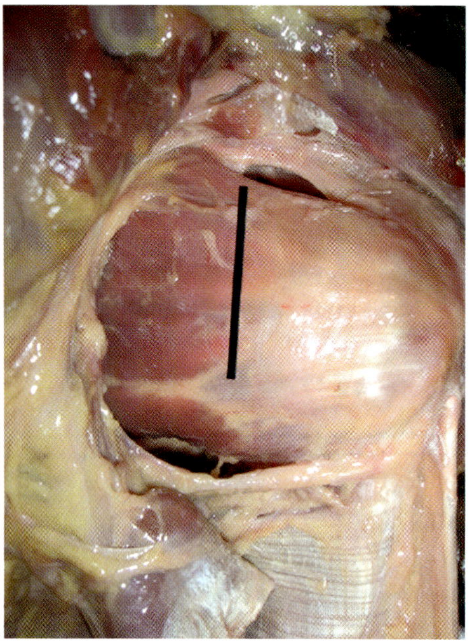

***Fig. 3** : Incision des 2/3 supérieurs*

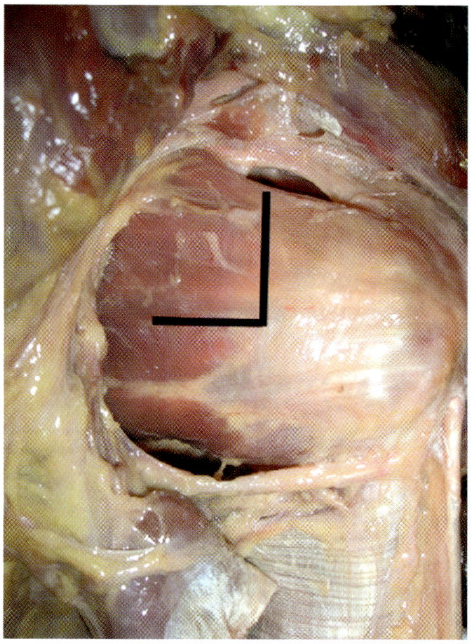

***Fig. 4** : Incision en L*

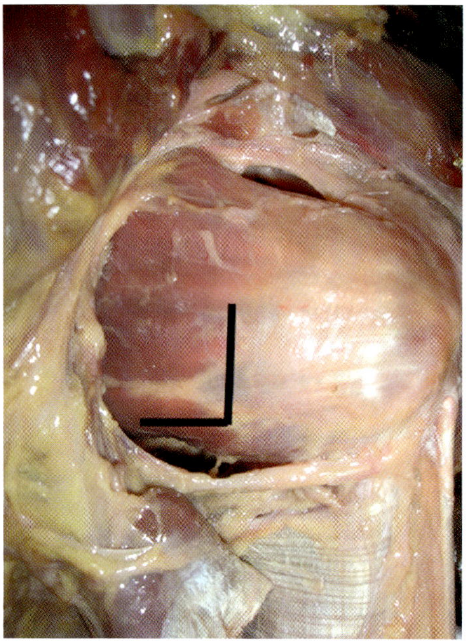

***Fig. 5** : Incision de Weaver*

***Tableau 1** : Répartition des types d'incision*

Section horizontale	394 (85 %)
Ouverture en U	21
Section des 2/3 sup.	20
Incision de Weaver	14
Section en L	11
Section complète	3
Dossiers non précisés	1

Nous avons évalué, au plus long recul, les conséquences du type de section sur la force en rotation interne. Ainsi nous avons évalué le lift-off test et le belly-press test en comparant avec le côté opposé. Nous avons retenu 3 items : force symétrique, petite asymétrie, grosse asymétrie.

Résultats

Sur tous les dossiers du symposium (toute clinique confondue), 563 ont été revus au plus long recul dont 279 butées selon Latarjet. 167 dossiers n'étaient pas renseignés et 396 étaient donc exploitables. Parmi ceux-ci, 365 avaient des tests symétriques et 31 des tests asymétriques dont 19 avec une petite asymétrie et 12 avec une grosse asymétrie.

Parmi les 19 dossiers qui avaient une petite asymétrie, nous avons retrouvé 16 butées, 2 Bankart arthroscopiques et 1 Bankart à ciel ouvert.

Parmi les 12 dossiers qui avaient une grosse asymétrie, nous avons retrouvé 7 Bankart arthroscopiques et 5 butées selon Latarjet.

En corrélant ces asymétries avec le type d'incision, nous avons retrouvé dans les grosses asymétries : 2 incisions horizontales, 1 incision des 2/3 supérieurs et 2 incisions en U, et dans les petites asymétries : 5 incisions horizontales, 5 incisions en L et 6 incisions des 2/3 supérieurs.

Discussion - Conclusion

À partir de ces chiffres, il est difficile de tirer des conclusions "scientifiquement exactes". En effet, il s'agit d'une étude multicentrique et les examinateurs sont nombreux. Une petite asymétrie n'est pas forcément la même d'un examinateur à l'autre de même qu'une grosse asymétrie. La force musculaire n'a pas été évaluée de manière objective et nous n'avons pas de scanner postopératoire pour évaluer la trophicité musculaire ainsi que l'atrophie graisseuse éventuelle.

Quoi qu'il en soit, compte tenu du nombre important d'incisions horizontales on peut affirmer que ce type d'incision est préférable aux incisions qui coupent la partie supérieure du subscapulaire (incision des 2/3 supérieurs, incision complète, incision en L). Ceci est d'ailleurs corroboré par une étude de Pichon *et al.* [5] qui comparent section complète du subscapulaire versus incision de Weaver. Dans cette étude basée sur la mesure de la force en rotation interne et sur un scanner postopératoire, l'amélioration des résultats est tout à fait significative avec l'incision de Weaver : 16,6 % de lift off tests positifs versus 0 %, diminution de 47,6 % de la force en rotation interne versus 16,6 % et 20 % d'atrophie graisseuse de stade 3 et 4 versus 0 %.

Références

[1] PICARD F., SARAGAGLIA D., MONTBARBON É., TOURNE Y., THONY F., CHARBEL A. 1998. Conséquences anatomocliniques de la section verticale du muscle subscapulaire dans l'intervention de Latarjet. *Rev Chir Orthop 84 : 217-223.*

[2] WEAVER J.K., DERKASH R.S. 1994. Don't forget the Bristow-Latarjet procedure. Clin Orthop 308: 102-110.

[3] WALCH G. 1991. La luxation récidivante antérieure de l'épaule. *Rev Chir Orthop 77 suppl. I : 177-191.*

[4] COUDANE H., WALCH G. 2000. Symposium annuel SOFCOT 1999 : l'instabilité antérieure chronique de l'épaule. *Rev Chir Orthop 86 suppl I : 91-150.*

[5] PICHON H., STARTUN V., BARTHÉLÉMY R., SARAGAGLIA D. 2008. Étude comparative de 2 techniques de section du tendon du muscle subscapulaire dans l'opération de Latarjet. *Rev Chir Orthop 94 : 12-18.*

Instabilité antérieure et hyperlaxité

J.M. Glasson, S. Emily

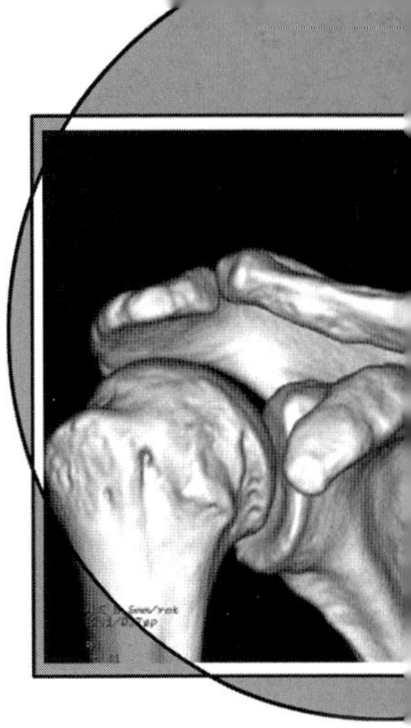

L'hyperlaxité est un état clinique particulier qui a des retentissements importants dans le cadre des instabilités de l'épaule. Cette condition est à la fois déterminante dans le contexte diagnostique et physiopathologique. Elle a également une influence sur les risques de récidive après un premier incident de luxation, les choix thérapeutiques, et finalement les échecs du traitement chirurgical. Nous avons souhaité au cours de cette étude :
- préciser un certain nombre de critères d'hyperlaxité,
- définir un score d'hyperlaxité,
- corréler ce score aux résultats de la chirurgie et aux différents types de lésions rencontrées.

Matériel

Dans cette série prospective une présélection sur des critères recueillis sur les fiches de révision, a permis de retrouver 164 patients considérés comme hyperlaxes.

Etaient considérés comme des critères d'hyperlaxité, les signes suivants auxquels étaient attribués un certain nombre de points.

RE1 > 85°	Sulcus Neer (+)	Sulcus RE1(+)	Gagey (+)	Total
2 pts	1 pt	1 pt	1 pt	5 pts

Un score supérieur à 2/5 était considéré comme significatif d'hyperlaxité.

Ces 164 patients, d'âge moyen 21,4 ans (13-41), ont bénéficié de 107 butées, 17 capsuloplasties à ciel ouvert et 40 stabilisations arthroscopiques. L'analyse de cette série constate des différences notables. En effet, l'âge moyen est plus jeune et les choix thérapeutiques différents avec une préférence pour la chirurgie à ciel ouvert (butée et capsuloplastie).

Répartition :

	Butée	Capsuloplastie à ciel ouvert	Stabilisation arthroscopique
Hyperlaxe (n = 164)	65,2 % (n = 107)	10,4 % (n = 40)	24,4 % (n = 17)
Non Laxe (n = 763)	46,8 %	6 %	47,2 %

$p < 10^{-5}$

L'étude de cette série, limitée au regard des critères d'hyperlaxité précités, a permis de corréler, au score de laxité, les résultats des diverses techniques chirurgicales, et de préciser les lésions rencontrées dans ce contexte spécifique.

Résultats

Les résultats sur la stabilité (récidive, instabilité) et l'appréhension sont repris dans les tableaux suivants :

Echecs (n = 94 dans la série globale) :

	Récidive	Instabilité	Armé (+)	Total
Hyperlaxe	5/94	14/94	12/94	17
%	5	15	13	18

Parmi les 94 échecs (récidive, instabilité et/ou appréhension à l'armé) de la série complète, 17 d'entre eux étaient considérés comme hyperlaxe, ce qui correspond à une représentativité équivalente de l'hyperlaxité dans la série globale (18 %) et dans la série des échecs (17,7 %).

Stabilité/laxité (série Duplay + armé) (n = 551) :

	Duplay stabilité ≤ 0	Duplay stabilité 15	Armé (+)	Total
Hyperlaxe (96)	5	9	(12) +3	17 (15 %)
Non laxe (455)	26	68	(53) +8	116 (23 %)

p = 0,25 NS

Dans la série globale des patients, 551 étaient correctement renseignés lors du suivi pour ce qui est de la stabilité, du score de Duplay, et de l'appréhension à l'armé. On constate une différence notable entre les sujets hyperlaxes et les autres, mais celle-ci est non significative. Il semble cependant qu'il y ait une propension à l'insatisfaction chez les patients présentant une hyperlaxité. Cette analyse devient significative si cette dernière série est réduite aux patients ayant bénéficié d'une arthroscopie ($p < 0,02$). Les sujets hyperlaxes traités par arthroscopie ont un taux plus élevé d'échecs et d'insatisfaction.

Le recueil des informations sur les lésions rencontrées n'étant pas exhaustif, les séries présentées ne sont pas superposables mais permettent, toutefois, une photographie intéressante de ces lésions.

Les lésions osseuses (glène, tête humérale).

Lésions de glène (n = 718) :

	Normale	Fracture	Eculée	Pan coupé
Hyperlaxe (141)	107	16	12	6
Non laxe (577)	342	90	117	28

p = 0,001 si l'on compare les glènes normales et les glènes fracturées.

p = 0,002 si l'on compare les glènes normales et la totalité des glènes lésées.

Les lésions glénoïdiennes, stigmates d'un traumatisme violent, sont bien plus fréquentes chez les patients sans hyperlaxité.

Les encoches humérales (n = 874) :

	Nulle	Grande	Petite	Total
Hyperlaxe (145)	93	13	35	48 (37,1 %)
Non laxe (729)	331	84	314	398 (59.9 %)

p = 0,0001

Comme pour les lésions glénoïdiennes, les encoches humérales sont plus fréquentes chez les "non laxes".

Les lésions capsulo-ligamentaires (bourrelet, intervalle, ligaments, et capsule)

Les lésions de Bankart (n = 567) :

Il n'y a pas de différence pour ce qui est de la prévalence de ce type de lésion entre les patients hyperlaxes et les autres.

Les SLAP lésions : (n = 463)

	SLAP +	SLAP + Exclus Stade I Non renseigné	SLAP/Score > 2
Hyperlaxe (57)	12	**11- (20%)**	
Non laxe (406)	53	**41- (13%)**	P = 0,02

Les lésions du LGHI (n = 235) :

	LGHI Normale	LGHI Distendue	LGHI Déchiré
Hyperlaxe (28)	4	24	0
Non laxe (207)	64	112	31

$p = 0,002$

Les anomalies de l'intervalle des rotateurs (n = 260) :

	Normale	Toutes anomalies
Hyperlaxe (41)	18	23
Non laxe (219)	176	43

$p = 4 .10^{-6}$

Dans toutes ces séries, les lésions des tissus mous sont plus fréquentes chez les sujets hyperlaxes. Dans chacune de ces séries, si l'on isole les échecs, on retrouvera à chaque fois plus de 2/3 (66-80 %) de patients présentant la lésion du tissu mou considéré.

Conclusion

L'hyperlaxité constitutionnelle ou acquise est un état singulier qui a des implications importantes dans l'instabilité de l'épaule. Les lésions rencontrées dans ce contexte affectent plus particulièrement les structures capsulo ligamentaires. Les patients hyperlaxes bénéficient spontanément d'une chirurgie ouverte plus fréquente. L'hyperlaxité est un état prédictif négatif pour la chirurgie de l'instabilité et cela de façon plus significative si le traitement est arthroscopique.

Les distensions capsulaires rencontrées dans l'hyperlaxité sont difficilement contrôlées lors d'un traitement par arthroscopie. L'utilisation d'un score d'hyperlaxité clinique devrait permettre de préciser les indications chirurgicales et ainsi de réduire le risque d'échec et d'insatisfaction.

Références

BOILEAU P., VILLALBA M., HERY J.Y., AHRENS P., NEYTON L. 2006. Risk factors for recurrence of shoulder instability after arthroscopic Bankart repair. *JBJS 88-A (8) 1755-1763.*

CALVO E., GRANIZO J.J., FERNANDEZ-YRUEGAS D. 2005. Criteria for arthroscopic treatment of Anterior instability of the shoulder: A prospective study. *JBJS 87(5) B, 677-683.*

GROSS R.M. My indications for an Arthroscopic Bankart Repair.

LENTERS T.R., FRANTA A.K., WOLF F.M., LEOPOLD S.S., MATSEN III F.A. 2007. Arthroscopic Compared with open Repairs for Recurrent Anterior shouldr Instability. *JBJS 89-A (2) 244-254.*

SCHNEEBERGER A.G., GERBER C. 1998. Classification and therapy of the unstable shoulder. *Ther Umsch. 55(3) : 187-191.*

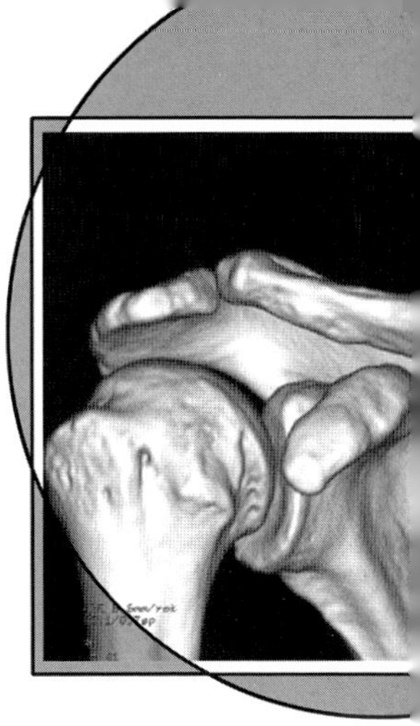

Luxations antérieures opérées dès le premier épisode

S. Emily, E.S. Glasson, B. Lebel, G. Burdin, C. Hulet, B. Galaud, C. Vielpeau

Cette étude a pour but d'analyser les premières luxations opérées, sans récidive de l'instabilité. Le nombre de patients sélectionnés sur ces critères étant trop faible, nous avons étendu l'analyse aux patients opérés dans un délai court, c'est-à-dire dans l'année suivant le premier épisode d'instabilité, sans ou avec récidive.

Matériel

Nous avons ainsi retrouvé un ensemble de 97 patients, soit 10,5 % des dossiers de la série. L'âge moyen est de 24 ans (± 9 ans). 85 patients sont sportifs, dont 13 compétiteurs de haut niveau.

En analysant en fonction de l'indication chirurgicale, deux groupes apparaissent :

- ***Groupe A :*** groupe opéré pour une récidive de l'instabilité dans l'année qui suit le premier épisode. Le groupe A comprend 86 patients, soit 89 % des patients opérés dans l'année.
- ***Groupe B :*** groupe opéré sans récidive de l'instabilité. Le groupe B comprend 11 patients, soit 11 % des patients opérés dans l'année. Dans ce groupe, deux populations sont à distinguer. D'un côté, les patients opérés précocement pour le traitement de la première luxation. De l'autre, ceux opérés à distance, pour la persistance d'une gêne douloureuse (Tableau 1). L'âge moyen du groupe B est de 24,7 ans (± 9,4 ans).

Tableau 1 *: Répartition des différents groupes*

Délai 1° luxation/chirurgie < 1 an N = 97	Groupe A : Récidive de l'instabilité N = 86	
	Groupe B : Pas de récidive de l'instabilité N = 1	Intervention précoce N = 6
		Intervention à distance, pour douleur persistante N = 5
Délai 1° luxation/chirurgie > 1 an N = 830		

Résultats

Choix de la technique chirurgicale

La technique de stabilisation est une butée coracoïdienne dans 43 cas, un "Bankart" arthroscopique dans 49 cas et une capsulorraphie à ciel ouvert dans 5 cas. Sur l'ensemble de l'effectif, le choix de la technique de stabilisation ne semble pas avoir été influencé par la présence de lésion osseuse ou d'une hyperlaxité (Tableaux 2 et 3). Nous constatons particulièrement que parmi les patients présentant des lésions osseuses de passage bipolaires, il y a un nombre équivalent de traitement par butée ou par "Bankart" arthroscopique.

Le choix de la technique de stabilisation dépend essentiellement de l'opérateur, celui-ci pratiquant préférentiellement un type d'intervention. Le biais de l'"effet centre" n'est probablement pas nul dans cette interprétation.

Tableau 2 : *Critères de choix de stabilisation gléno-humérale*

	Butée coracoïdienne	"Bankart" arthroscopique
Lésion osseuse de glène	7	11
Encoche de Malgaigne	12	15
Lésions osseuses bipolaires (lésion de glène et lésion humérale)	7	8

Tableau 3 : *Score d'hyperlaxité*

	Butée coracoïdienne	"Bankart" arthroscopique	Capsulorraphie
Score d'hyperlaxité	1,95 (± 2,3)	2 (± 2,2)	1,94 (± 4,5)

Résultats cliniques

Au plus grand recul (2,25 ans), le score de Duplay moyen est de 92 (± 19,4) pour les patients opérés dans l'année. Ce score moyen est équivalent quelle que soit la technique utilisée (Tableau 4). Les patients ayant eu une récidive *(groupe A)* ont un score de 90,2. Les patients opérés sans récidive *(groupe B)* ont un score moyen de 100, mais seuls 6 patients sur les 11 ont été revus (Tableau 5).

Tableau 4 : *Score de Duplay en fonction de la technique chirurgicale*

Délai 1° luxation/chirurgie < 1 an	
Technique chirurgicale	Score Duplay
Butée	91,2 ± 19,4
"Bankart" arthroscopique	91,7 ± 15,8
Capsulorrraphie	100 ± 0 (2 cas uniquement)

Tableau 5 *: Score de Duplay en fonction du délai 1° luxation/chirurgie*

EFFECTIF			Score DUPLAY	
Délai 1° luxation/chirurgie < 1 an N = 97	Groupe A : Récidive de l'instabilité N = 86		90	Score moyen 92
	Groupe B : Pas de récidive de l'instabilité N = 11	Intervention précoce N = 6	100	
		Intervention à distance, pour douleur persistante N = 5	100	
Délai 1° luxation/chirurgie > 1 an N = 830				85

Le score moyen des patients opérés plus d'un an après la première luxation est lui de 85 (± 20), pour un recul clinique plus long de 8,7 ans (par rapport à la première luxation) (Tableau 5).

Cette différence est significative, par rapport à l'ensemble des patients opérés dans un délai inférieur à 1 an (score = 92, p = 0,015) mais aussi par rapport au groupe A, opéré dans l'année avec une récidive de l'instabilité (score = 90, p = 0,018). La différence se fait principalement sur les scores Douleur et Reprise d'activité (Tableau 6).

Tableau 6 *: Catégories du score de Duplay en fonction du délai 1° luxation/chirurgie*

		Reprise activité	Douleur	Stabilité	Mobilité	Total
Plus grand recul	Délai < 1 an (recul 2,2 ans)	23	23,3	21,2	22,8	92 ± 19,4
	Délai > 1 an (recul 8,7 ans)	20,8	21	21,6	21,6	85 ± 20

p = 0,015

Le recul étant différent, cela pouvait influencer ces résultats. Pour cela, nous avons évalué les résultats des patients ayant un délai 1° luxation/chirurgie moyen (2 à 5 ans) et un délai 1° luxation/chirurgie long (> 5 ans), avec des reculs cliniques différents. Ces 2 sous-groupes ont des résultats cliniques similaires, quelle que soit la technique chirurgicale utilisée (Tableau 4). Par contre, ces 2 sous-groupes conservent un score de Duplay significativement inférieur au groupe des patients ayant un délai court (< 1 an).

Il apparaît ainsi qu'un délai 1° luxation/chirurgie court (< 1 an) donne de meilleurs résultats fonctionnels.

Dans le groupe B, les patients opérés "en frais" ont été analysés (Tableau 7). 6 patients ont pu être retrouvés. Les lésions anatomiques de ces patients sont minimes avant l'intervention : la taille de l'encoche est de 0,09 (rapport encoche/diamètre tête humérale), la glène ne présente pas de lésion et une désinsertion labrale est retrouvée dans tous les cas sans distension du ligament gléno-humérale inférieure décrite. Seulement 3 patients ont été revus au plus grand recul. Ces patients ont eu une stabilisation arthroscopique. Le score moyen de Duplay de ces 3 patients est de 100, soit le score maximal. L'effectif est trop faible pour pouvoir conclure, mais cela va dans le sens favorable d'un délai 1° luxation/chirurgie court.

Tableau 7 *: Score de Duplay des patients ayant un délai 1° luxation/chirurgie > 1 an*

	Délai 2 à 5 ans	**Délai > 5 ans**
Global	85,4	84,2
Butée	87,5	87,1
"Bankart"	85,7	83,3
Capsulorraphie	84	83,7

Conclusion

Un délai, première luxation/chirurgie, inférieur à un an donne de façon significative un meilleur résultat, quelle que soit la technique de stabilisation. Le bénéfice se fait essentiellement sur le critère Douleur. Nous pensons qu'une intervention précoce évite la dégradation progressive des lésions articulaires conduisant à des douleurs non réglées par une chirurgie stabilisatrice. Dans ce sens, l'idée d'une stabilisation "en frais", par technique arthroscopique, trouve sa place. L'effectif de 3 patients de cette série est insuffisant pour conclure mais les résultats sont encourageants. Néanmoins, il est certain que tous les patients ne sont pas à opérer de façon "systématique" dès la première luxation, et il existe certainement un profil de patient à définir. Nous pouvons recommander de suivre les patients dans l'année qui suit la première luxation et ne pas attendre s'il présente une récidive de son instabilité.

Pour le choix de la technique de stabilisation, les résultats cliniques semblent similaires quelles que soient la technique ou les lésions présentes. Le recul est cependant probablement trop court pour pouvoir avoir un taux de récidive fiable. Nous pouvons tout de même noter que la technique arthroscopique fait jeu égal avec la butée pour des lésions osseuses de passage équivalente.

Les épaules douloureuses instables

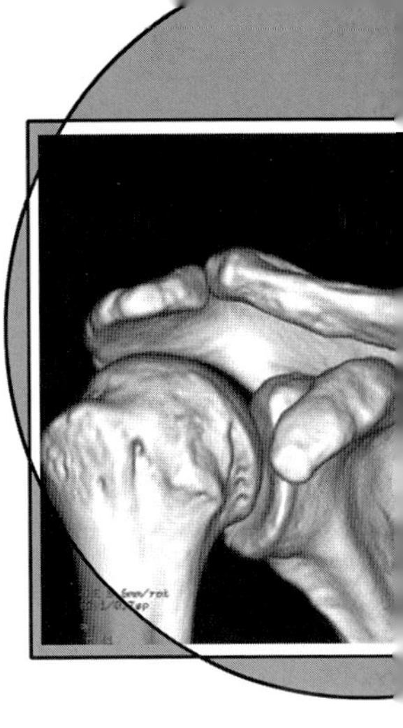

F. Kelberine, M. Reckhaus, F. Khiami

Introduction

L'instabilité antérieure représente environ 98 % de toutes les luxations gléno-humérales [25]. Elle peut être responsable de douleurs secondaires.

Parmi les instabilités antérieures, un des tableaux est représenté par l'épaule douloureuse instable, gêne fonctionnelle sans notion de déplacement [4, 31]. Cette entité introduite par Patte *et al.* en 1980 [20] se définit comme un syndrome purement douloureux sans épisode de luxation ni de subluxation [4]. Il reposait, jusqu'à présent, sur la découverte de lésions osseuses de passage qui, pour nous traduit *ipso facto,* une luxation vraie ou une subluxation [4, 16, 21].

Nous avons souhaité être plus sélectifs pour nous concentrer sur les EDI sans lésion osseuse.

Poser un diagnostic sur cette douleur est donc plus difficile [20, 21] et c'est au décours du bilan radiologique ou arthroscopique qu'on peut retrouver des lésions antéro-inférieures évocatrices : lésions du bourrelet, décollement de Bankart, distension capsulaire avec parfois une chondropathie glénoïdienne [5].

Notre étude s'appuie sur l'enquête prospective multicentrique concernant les instabilités antérieures de l'épaule, diligentée par le Groupe d'Etude de l'Epaule et du Coude (GEEC).

Nous rapportons l'épidémiologie des EDI au sein de cette population ainsi que les résultats des techniques de stabilisation chirurgicale arthroscopique.

Matériel et méthode

Notre série a inclus 25 patients présentant une "EDI" soit 2,7 % des 927 dossiers de l'enquête du GEEC. 12 provenaient d'un unique centre pour lequel il s'est agi probablement d'une surestimation de cette pathologie.

Les patients ne devaient présenter aucun épisode de luxation ou subluxation (initialement ou lors des récidives), ils n'existaient pas de lésion osseuse de passage (humérale ou glénoïdienne), il n'était pas retrouvé de lésion différentielle à l'arthroscopie. L'instabilité se manifestait par une perte de contrôle due à la douleur avec un test d'appréhension positif soulagée par la manœuvre de recentrage de Jobe.

L'âge moyen des patients était de 28,6 ans (16-45) lors du premier épisode et de 32,1 lors de l'intervention avec une nette prédominance masculine (ratio 21/4). Il s'agissait toujours du côté dominant (21 droits et 4 gauches). 5 patients étaient sédentaires, 2 exerçaient un sport sans risque et 18 autres pratiquaient un sport d'armés et/ou de contact dont 9 en compétition.

Un facteur traumatique initial n'était rapporté que 16 fois (64 %) et lié au sport dans 44 % des cas. 3 lésions associées étaient signalées : une entorse du rachis cervical, deux fractures de clavicule.

Aucun traitement n'a été alors proposé hormis une kinésithérapie pour 15 % des patients et la plupart des patients ont repris leurs activités sportives sauf 2.

C'est en moyenne 3 ans et demi après que les patients ont été pris en charge devant un nombre de récidives (toujours purement douloureuses) non précisé pour la plupart. Les patients ont été analysés selon le score de Duplay pour instabilité antérieure de l'épaule sur 100 points répartis par quart entre la reprise du sport ou de l'activité quotidienne, la stabilité, la mobilité et la douleur : mauvais si inférieur à 50 points, moyen entre 51 et 74, bon entre 75 et 89 et excellent si supérieur à 90.

En préopératoire la douleur (score moyen du groupe 11,25 points sur 25) était un symptôme important retrouvé 13 fois au repos (52 %).

La mobilité préopératoire était normale pour 19 patients, peu limitée pour 5 patients et réduite 1 fois. Le score moyen de mobilité du groupe était de 22 points sur 25.

Il existait une appréhension positive douloureuse signalée dans tous les cas mais soulagée par le recentrage de Jobe que 19 fois (76 %).

Devant une EDI dans le cadre de l'étude du GEEC, la recherche d'une hypermobilité ou d'une hyperlaxité globale était systématique.

Aucune hyperlaxité globale n'a été constatée, bien que deux patients présentaient une hyperlaxité gléno-humérale bilatérale (signe de Gagey positif) chez un nageur de compétition.

En revanche, une hypermobilité unilatérale a été retrouvée chez 11 patients, une RE1 passive supérieure à 85° dans 6 cas, un test de Gagey positif dans 6 cas et un signe du sillon dans 2 cas. 3 patients combinaient 2 de ces signes.

Enfin, 4 patients présentaient des signes de conflit antérosupérieur sans hypermobilité.

Le bilan d'imagerie préopératoire (face 3 rotations, profils de Lamy et glénoïdien de Bernageau) ne montrait pas d'atteinte osseuse, par définition de nos EDI.

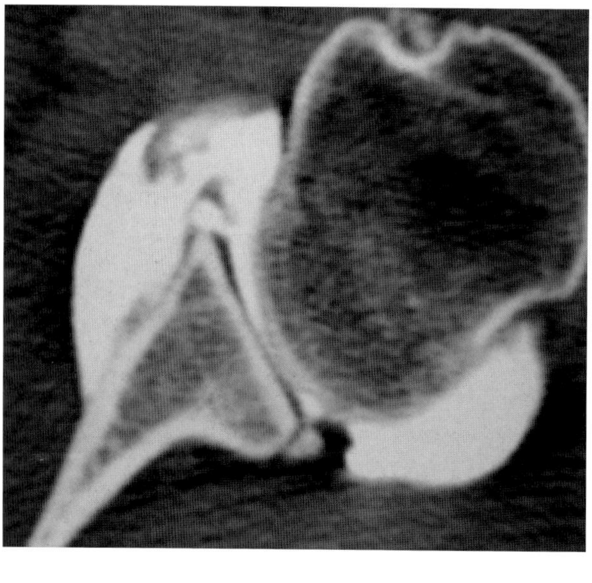

L'arthroscanner systématique a rapporté un décollement labro-ligamentaire de Bankart dans 16 cas (avec ou sans irrégularité du labrum) (Fig. 1), une lésion labrale isolée dans 5 cas. 4 examens étaient normaux.

Dans 4 cas, il existait une lésion de la coiffe des rotateurs (2 complètes et 2 partielles) mais toujours associée à une lésion capsulo-ligamentaire.

***Fig. 1** : Décollement de Bankart à l'arthroscanner. La lésion siège sous la pointe de coracoïde.*

Le traitement chirurgical

Le délai moyen entre le premier incident et l'intervention a été en moyenne de 4,6 ans (0-13). L'âge moyen du patient était alors de 32,1 ans (17-50).

Nos 25 cas ont un compte rendu opératoire précis : hormis un cas traité par butée, les autres ont fait l'objet d'une capsulorraphie arthroscopique. L'intervention, toujours pratiquée par un senior, a duré 70 minutes (35-120) sans difficulté rapportée.

Le bilan arthroscopique a toujours retrouvé un secteur de décollement capsulopériosté, dont 2 à bourrelet intact, et 2 siège d'une languette (Fig. 2).

Le décollement siégeait 21 fois en zone c s'étendant 11 fois vers le haut (zone b) et jusqu'au secteur a dans 5 cas. 12 fois vers le bas (zone d). Les 3 autres décollements siégeaient de façon atypique en secteurs b, d-e et f-a (Fig. 3). La capsule apparaissait distendue dans 7 cas et déchirée dans 1.

Une réinsertion capsulolabrale arthroscopique a été systématiquement réalisée à l'aide de sutures sur ancrage osseux (3 ancres, en moyenne : 1-4). L'unique butée coracoïdienne a été réalisée au travers d'une ténotomie partielle du subscapularis.

Il existait aussi 4 ruptures du supraspinatus, une totale et 3 partielles profondes. 3 étaient prévues en préopératoire (un faux positif radiologique) et furent une découverte arthroscopique (faux négatif radiologique).

Une immobilisation de type Mayo Clinic a été mise en place pendant une durée de 3 à 6 semaines.

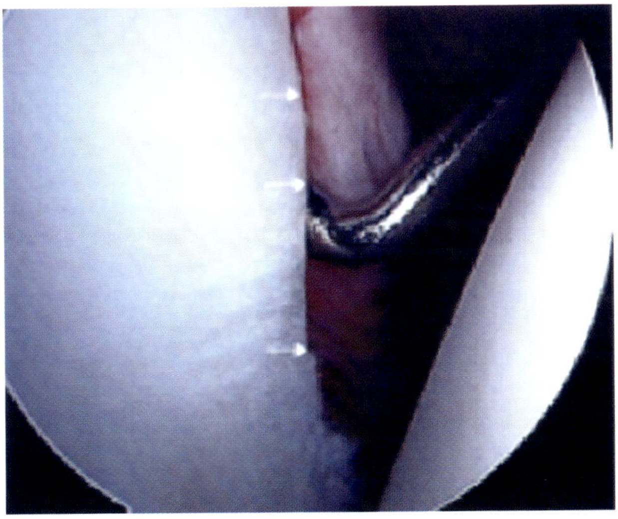

Fig. 2 : *Vue arthroscopique d'un décollement de Bankart. Épaule droite, vue postérieure.*

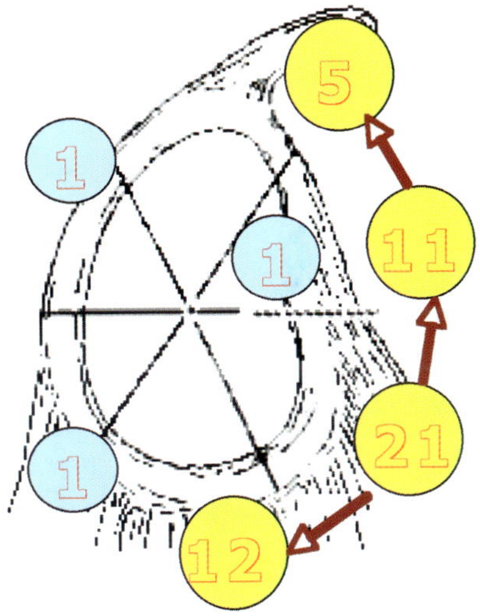

Fig. 3 : *Nombre de décollements du labrum en fonction des zones de Snyder. Les flèches traduisent l'extension vers le haut ou le bas.*

Résultats

À court terme (3 mois), 20 patients (19 arthroscopies et la butée) ont été revus. Nous avons eu à déplorer une parésie du nerf ulnaire et 2 capsulites, complications associées à des douleurs importantes.

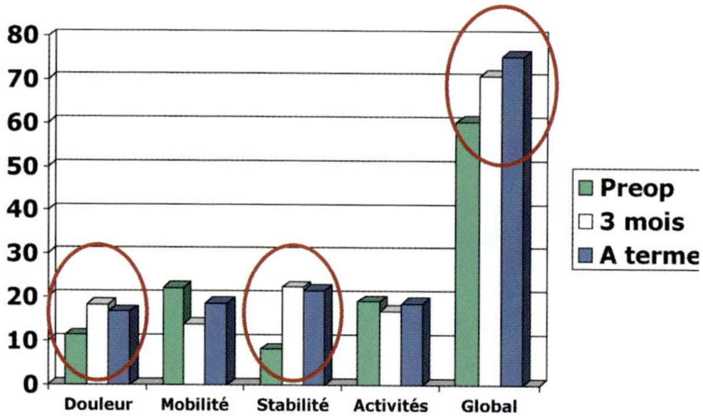

Fig. 4 *: Score de Duplay pré et postopératoire à court et long termes. Amélioration sensible du score douleur, stabilité et global.*

Si la stabilité semblait bonne, on notait un enraidissement dans 5 cas. Cette raideur concernait les 2 capsulites et les 3 capsulorraphies de siège "atypique" : *b)* isolé, *d)* isolé et *f-a)* isolé. Le score global moyen était de 71,25 points (Fig. 4).

À distance, 18 patients ont été revus au recul moyen de 23,4 mois (12-42).

Le patient opéré par butée coracoïdienne présentait un mauvais score (45 points) en raison de douleurs et d'une raideur lors de compétition de volley et dans la vie quotidienne. La migration de la vis avec pseudarthrose du greffon ont justifié d'une reprise à 14 mois avec un résultat resté médiocre à terme. Un échec avec récidive de luxation lors d'un entraînement de handball a été repris par butée à 10 mois. Au total, 2 patients ont donc fait l'objet d'une reprise chirurgicale soit 11 %.

Le score global de Duplay du groupe à la révision était de 75,8/100 points (Fig. 4).

Les résultats analytiques retrouvent :
- la douleur moyenne du groupe était de 16,6 points. 4 patients restaient algiques : le patient opéré initialement par butée, une capsulite, l'atteinte du nerf ulnaire et un nageur de compétition présentant une hypermobilité bilatérale.
- *la mobilité* était de 18,5 pts avec une épaule raide séquelle d'une capsulite et deux 2 épaules très limitées chez le patient traité par butée et un autre avec une rupture totale de coiffe.
- *la stabilité* était bonne avec un score de 21,6 points. Seul le nageur présentait une appréhension persistante.
- *La reprise* des activités était correcte (18,6 points) avec une perte de niveau chez les 2 patients réopérés et un handicap en rapport avec l'atteinte du nerf ulnaire.

Les résultats subjectifs sont finalement modestes avec seulement 2/3 des patients satisfaits (Tableau I).

L'analyse spécifique des 3 cas de décollement de localisation atypique a montré que :
- La lésion isolée du secteur *b* s'est avérée être la seule rupture totale de coiffe.
- La lésion du secteur postérosupérieur s'est compliquée d'une capsulite majeure avec un mauvais résultat.
- La lésion postéro-inférieure a obtenu un excellent résultat (score de 90).

Tableau I *: résultats subjectifs à terme*

Résultat subjectif	Nbre de cas en %
Très content	56 % (10 cas)
Content	11 % (2 cas)
Déçu	22 % (4 cas)
Mécontent	1 % (2 cas)

Discussion

La littérature rapporte peu de séries spécifiques des EDI [16]. En 1988, Patte et al en rapportent 45 cas à partir d'une série de 216 cas sur 11 ans, soit 20,8 % des instabilités antérieures [21]. Boileau décrit 54 cas d'EDI opérées sur 10 ans [4]. Ces auteurs incluent des patients qui présentent des lésions osseuses de passage traduisant des épisodes méconnus de luxation. Le problème essentiel est effectivement d'ordre diagnostique avec un risque important de faux positif (20,4).

Notre série présente comme intérêt d'être très sélective, excluant ces luxations méconnues et en se focalisant sur les instabilités par douleur, soit un taux de 2,7 %. L'instabilité reposait par définition sur la positivité du test d'appréhension. Et l'indication chirurgicale a été posée sur la présence de lésions capsulo-ligamentaires à l'arthroscanner.

Il est actuellement difficile de savoir si ces lésions sont dues à des accidents d'instabilité inaperçus ou à des microtraumatismes.

Quant au relâchement réflexe en raison d'une douleur à l'armé du bras, il peut aussi évoquer d'autres pathologies en particulier chez de jeunes sportifs. Ces différents diagnostics différentiels sont parfois retrouvés lors de l'arthroscopie. *Leur découverte constitue pour nous un critère d'exclusion du groupe des EDI.*

1) Le conflit glénoïdien postéro-supérieur, décrit par Walch en 1992 [32] entre la face profonde de la coiffe des rotateurs et le rebord glénoïdien postéro-supérieur. Le test d'appréhension provoque une douleur postérieure non soulagée par le recentrage de Jobe. L'instabilité fonctionnelle est plus rare. L'hypermobilité peut en être un facteur favorisant [8]. Les microtraumatismes répétés restent le facteur causal essentiel [10, 26, 32]. Ce conflit reste pour nous une lésion anatomique localisée ; la survenue d'autres lésions survenant lors du même mécanisme ne peut être défini comme une même pathologie comme l'a suggéré Jobe en 1995 [10]. Dans notre série, le patient porteur de la lésion postérosupérieure rentrait peut-être dans ce cadre d'autant que la réinsertion a entraîné une raideur précoce avec une capsulite persistante.

2) Les SLAP lésions décrites par Snyder en 1991 [27] avec désinsertion du tendon du long biceps à la glène peuvent être isolées ou associées à d'autres lésions. Lors de l'armé forcé du bras, leur survenue peut être secondaire soit à une extension vers le haut du décollement capsulo-labral jusqu'à l'attache bicipitale soit à mécanisme de peel back [18, 19], soit enfin une compression supérieure ou une traction inférieure brutale [7].

Des signes évocateurs de SLAP ont été décrits : le biceps load test II de Kim, le speed test ou le test de O'Brien et le test d'appréhension avec rotation interne contrariée [12, 19]. Mais le diagnostic est encore souvent arthroscopique.

3) L'hypermobilité isolée de l'épaule peut être combinée à une laxité capsulaire acquise par microtraumatismes répétés. Pour certains, l'hypermobilité mal équilibrée musculairement est potentiellement source de conflit sous-acromial ou antéro-médial [24, 33] avec une synovite antérieure. Cette hypermobilité articulaire, souvent unilatérale n'empêche pas de proposer un traitement chirurgical à type de capsulorraphie. C'est sans doute le cas de notre nageur de compétition dont le résultat est resté médiocre.

4) Une hyperlaxité constitutionnelle peut être, enfin, cause d'une instabilité douloureuse. L'atteinte est souvent multidirectionnelle, bilatérale et touche plutôt des jeunes femmes. Dans le cadre de cette maladie tissulaire diffuse, la tête humérale peut entrer en conflit avec la capsule et le labrum dans n'importe quel secteur ; l'imagerie est pauvre hormis une large cavité articulaire. Les critères de Wilkinson et Carter [22] ont permis dans notre étude de dépister ces patients. Le traitement est conservateur en raison du haut risque de récidive après traitement chirurgical [23].

Finalement, le diagnostic d'EDI est souvent un diagnostic d'élimination quand l'instabilité fonctionnelle survient sans notion de déplacement ressenti ni lésion osseuse.

Le diagnostic repose parfois sur l'arthroscopie qui peut retrouver :
- un décollement labral insuffisant pour provoquer un vrai déplacement de la tête humérale.
- une lésion labrale isolée (languettes, anse de seau...) (Fig. 5) qu'il faut différencier des variations physiologiques.
- une synovite inflammatoire de la capsule antérieure en particulier dans les épaules hypermobiles (ex : nageur de compétition).

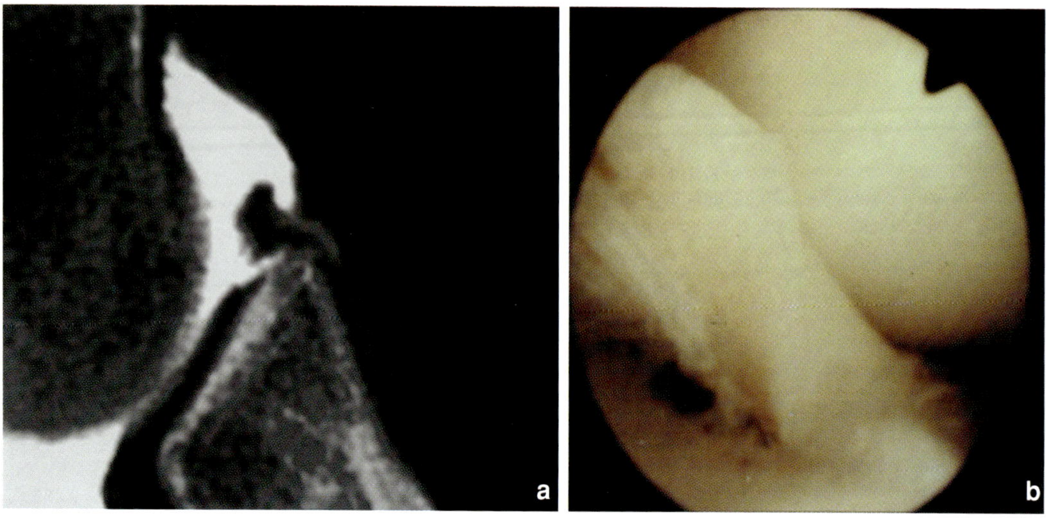

Fig. 5 *: languette labrale : a) arthroscanner, b) vue arthroscopique.*

L'arthroscopie, outre son utilité diagnostique, permet le traitement des EDI.

La butée, geste fiable par excellence sur la stabilisation des luxations récidivantes paraît présenter un risque d'enraidissement trop important comme le souligne le cas de notre série.

La reconstruction capsulo-labrale est le geste de référence [11, 15, 30] ce qui a été réalisé 24 fois sur 25 dans notre série. Cette technique fiable en cas de luxation sans lésion osseuse majeure [9, 13, 14, 16] est parfaitement adaptée.

Le risque des complications (capsulite, raideur) semble diminué par rapport aux techniques à ciel ouvert [28] et le retour au sport est plus précoce [17, 30].

Le taux de récidive est aussi plus élevé, d'environ 10 % dans autres études [2]. Dans notre série, le taux de révision (11 %) s'en rapproche.

Cependant, il est à noter que les résultats subjectifs sont décevants (66 % des patients satisfaits) mais les patients sont plus âgés que dans les populations classiques de luxation récidivante. La difficulté de reprise ou la présence de chondrite pourraient être des facteurs péjoratifs.

Avec 3 complications, 2 reprises chirurgicales et une appréhension persistante, il est licite de s'interroger sur la pertinence du diagnostic initial.

Il apparaît, à la lumière de notre série, que la découverte de lésion capsulaire et/ou labrale dans les secteurs usuels de l'instabilité antérieure sont les facteurs pronostiques favorables du geste chirurgical. Ces lésions correspondent à des arrachements sans épisode de luxation ou subluxation et sont responsables de douleurs à l'armé du bras, source d'instabilité fonctionnelle.

Conclusion

On définit les EDI comme une instabilité fonctionnelle avec des lésions capsulo-ligamentaires antéro-inférieures ou inférieures isolées. On distingue des lésions du bourrelet, des lésions de Bankart, des distensions ou des déchirures capsulo-ligamentaires sur le versant huméral ou glénoïdien ou au sein du LGHI [1].

L'imagerie doit tenter de découvrir ces lésions pour espérer un geste thérapeutique chirurgical arthroscopique efficace.

Références

[1] ADOLFSON L., LYSHOLM J. 1989. Arthroscopy and stability testing fort the anterior shoulder instability. *Arthroscopy 1989, 5, 315-20.*

[2] BACILLA P., FIELD L.D., SAVOI F.H. III. 1997. Arthroscopic Bankart repai in an high demand patient population. *Arthroscopy 1, 51-60.*

[3] BERNAGEAU J., PATTE D., DEBEYRE J., FERRANE J. 1976. Intérêt du profil glénoïdien dans les luxations récidivantes d'épaule. *Rev Chir Orthop 62 (suppl 2), 142-7.*

[4] BOILEAU P. 2000. Épaules douloureuses pures par accidents d'instabilité inapparents. Symposium de la SOFCOT. *Rev Chir Orthop 86, 122-5.*

[5] BOILEAU P., LAFOSSE L. 2001. Évaluation arthroscopique et prospective des lésions d'instabilité antérieure chronique de l'épaule. In "Perspectives en arthroscopie n° 2" by Christel P., Landreau Ph. *Paris, Springer-Verlag Ed, 193-6.*

[6] COLE B., L'INSALATA J., IRRGANG J., WARNER J. 2000. Comparison of arthroscopic and anterior shoulder stabilization: A two to six year follow-up study. *J Bone Joint Surg 82 Am, 1008-14.*

[7] D'ALESSANDDRO D.F., FLEISCHLI J.E., CONNOR P.M. 2000. Superior labral lesions: diagnosis and management. *Journal of Athletic Training, 35, 286-92.*

[8] EDWARDS T.B., WALCH G. 2002. Posterosuperior glenoid impingement: is microinstability really the problem? *Operative technics in sports medecine, 10, 40-6.*

[9] GARTSMAN G.M., RODDEY T.S., HAMMERMAN S.M. 2000. Arthroscopic treatment of anterior-inferior glenohumeral instability. Two to five-year follow-up. *J Bone Joint Surg 82 Am, 991-1003.*

[10] JOBE C.M. 1995. Posterieur superior glenoid impingement: expanded spectrum. *Arthroscopy 11, 530-6.*

[11] KEMPF J.F., LACAZE F., HILA A. 2000. Instabilité antérieure de l'épaule et hyperlaxité. *Rev Chir Orthop 86 (suppl 1), 132-7.*

[12] KIM S.H., HA K.I., AHN J.H., KIM SHY, CHOI H.J. 2001. Biceps load test II: a clinical test for slap lesions of the shoulder. *Arthroscopy 17, 160-4.*

[13] KIM S.H., HA K.I., KIM S.H. 2002. Bankart repair in traumatic anterior shoulder instability: open versus arthroscopic technique. *Arthroscopy 18,755-63.*

[14] KIM S.H., HA K.I., CHO Y.B., RYU B.D., OH I. 2003. Arthroscopic anterior stabilization of the shoulder: two to six-year follow-up. *J Bone Joint Surg 85Am, 1511-8.*

[15] LAFOSSE L. 2001. Traitement arthroscopique de l'instabilité antérieure chronique de l'épaule utilisant l'ancre MITEK G II : à propos d'une série continue rétrospective de 74 cas. In "Perspectives en arthroscopie n° 2" by Christel P., Landreau Ph. *Paris, Springer-Verlag Ed 168-72.*

[16] LANDREAU P., HARDY P. 2006. Diagnostic et traitement arthroscopique des épaules douloureuses et instables in "Arthroscopie 2e edition" by SFA. *Paris Elsevier Ed, 415-17.*

[17] MAZZOCCA A.D., BROWN F.M., CARRIERA D.S. *et al.* 2005. Arthroscopic anterior shoulder stabilization of collision and contact athletes. *Am J Sports Med 33, 52-60.*

[18] PALEY K.J., JOBE F.W., PINK M., KVITNE R.S., EL ATTRACHE N.S. 2000. Arthroscopic findings in the overhead throwing athlete: Evidence for posterior internal impingement of the rotator cuff. *Arthroscopy 16, 35-40.*

[19] PARTEN P.M., BURKHART S. 2002. The relationship of superior labral anteroposterior (SLAP) lesions and pseudolaxity to shoulder injuries in the overhead athlete. *Operative techniques in sports medecine 10, 10-7.*

[20] PATTE D., BERNAGEAU J., RODINEAU J., JARDES J.C. 1980. Épaules douloureuses et instables. *Rev Chir Orthop 66, 157-65.*

[21] PATTE D., BERNAGEAU J. 1988. Épaules douloureuses par accidents d'instabilité inapparents (EDI). *Rev Chir Orthop 74 (Suppl 2), 259-63.*

[22] REMVIG L., JENSEN D.V., WARD R.C. 2007. Epidemiology of general joint hypermobility and basis for the proposed criteria for benign joint hypermobility syndrome: review of the literature. *J Rheumatol, 34, 804-9.*

[23] ROPRAS M., COLLIN P., ROCHCONGAR P., THOMAZEAU H., LANGLAIS F. 2004. Prise en charge de l'hyperlaxité dans l'instabilité antérieure chronique de l'épaule. A propos de 122 cas. *Ann Orthop Ouest 36, 77-81.*

[24] ROWE C.R. 1988. Dislocations of the shoulder. In "The shoulder" by Rowe CR. *Edinburgh, Churchill Livingstone Ed.*

[25] SAILER J., IMHOF H. 2004. Schultergelenkinstabilität. *Der Radiologe 44, 578-90.*
[26] SISKOSKY M.J., ELATTRACHE S.N. 2007. Management of internal impingement and partial rotator cuff tears in the throwing athlete. *Operative techniques in sports medecine, 6, 132-43.*
[27] SNYDER S.J., KARZEL R.P., DEL PIZZO W., FERKEL R.D., FRIEDMAN M.J. 1990. SLAP lesions of the shoulder. *Arthroscopy 6, 274-9.*
[28] SPERBER A., HAMBERB P., KARLSSON J., SWÄRD L., WREDMARK T. 2001. Comparison of an arthroscopic and an open procedure for posttraumatic instability of the shoulder: a prospective randomized multicenter study. *J Shoulder Elbow Surg 10, 105-8.*
[29] STEPHEN S. 2001. Burkhart Arthroscopic treatment of anterior shoulder instability. *Operative Techniques in Orthopaedics 11, 17-23.*
[30] TAURO J.C. 2000. Arthroscopic inferior capsular split and advancement for anterior and inferior shoulder instability: technique and results at 2- to 5-year follow-up. *Arthroscopy, 16, 451-6.*
[31] WALCH G., MOLÉ D. 1991. Instabilité et luxation de l'épaule (l'articulation glénohumérale). *Encycl Méd Chir, Appareil locomoteur. Paris Elsevier Ed, 14-037-A-10, 14p.*
[32] WALCH G., BOILEAU P., NOEL E., DONELL S.T. 1992. Impingement of the deep surface of the supraspinatus tendon on the posterior superior glenoid rim: an arthroscopic study. *J Shoulder Elbow Surg 11, 238-45.*
[33] WARREN R.F. 1983. Subluxation of the shoulder in athletes. *Clin Sports Med, 2, 339-54.*

Chirurgie de l'instabilité avant 20 ans

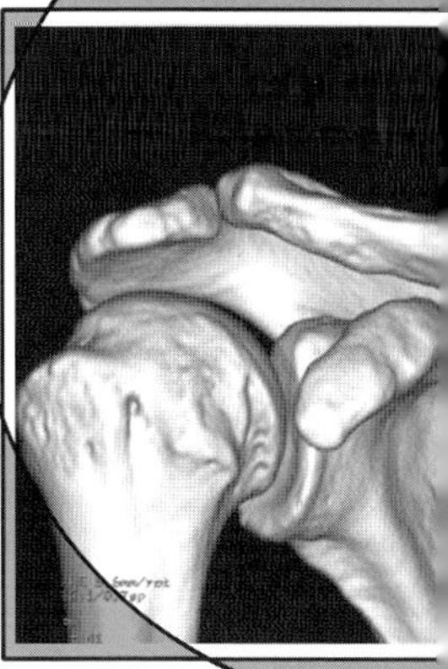

F. Wein, F. Sirveaux, D. Molé

Le jeune âge, chez un patient souffrant d'une instabilité antérieure, est considéré comme le principal facteur de mauvais pronostic et de récidive, tant en ce qui concerne le premier épisode que la chirurgie réparatrice [1, 2, 3, 4, 5]. Un des objectifs de ce symposium était donc de faire un état des lieux de la chirurgie de l'instabilité chez le sujet jeune. Pour Torchia [4] et Lafosse [6], le sujet jeune à risque est âgé de moins de 25 ans ; pour Gartsman [7] et Kandziora [8], de moins de 21 ans ; pour Boileau [5], de moins de 20 ans et pour Bacilla [1], de moins de 18 ans. En raison de la variabilité des limites proposée par la littérature, la limite d'âge dans notre étude a été fixée arbitrairement à 20 ans. Nous nous sommes donc intéressés au sein de la série aux patients opérés avant l'âge de 20 ans (20 ans compris). La série est constituée par 192 patients, soit 20 % de l'ensemble de la population. Notre travail a tout d'abord consisté à définir les caractéristiques de ce groupe, notamment ses données épidémiologiques, ses particularités préopératoires et ses résultats puis à essayer de dégager des facteurs pronostiques permettant d'influencer ses résultats.

Epidémiologie

L'âge moyen des patients opérés avant 20 ans était de 18 ans (15-20) au moment de l'intervention. L'histoire de l'instabilité différait entre les patients opérés avant 20 ans et ceux qui l'ont été après 20 ans. En effet, la pratique sportive à risque était plus fréquente chez les patients jeunes, 31 % d'entre eux pratiquant un sport classé stade 4 dans la catégorie de Duplay versus 20 % pour les plus de 20 ans (différence significative). Cet intérêt pour ces sports est d'ailleurs souvent retrouvé dans la littérature [3, 4, 9]. L'épisode inaugural était également différent en fonction de l'âge, avec chez les sujets jeunes davantage de subluxation (34 % pour les moins de 20 ans versus 24 % pour les plus de 20 ans) (différence significative) mais moins de luxation vraie (60 % pour les moins de 20 ans versus 68 % pour les plus de 20 ans) (différence significative), et une équivalence de l'épisode douloureux pur (6 % pour les moins de 20 ans versus 8 % pour les plus de 20 ans) (Tableau 1).

Les modalités de récidive étaient, en revanche, les mêmes avec une évolution vers une épaule douloureuse dans 22 % des cas et vers une épaule instable dans 78 % des cas pour les deux groupes.

Tableau 1 *: Type d'épisode inaugural*

Épisode inaugural	< 20 ans	> 20 ans
Luxation vraie	60 %	68 %*
Subluxation	34 %	24 %*
Épisode douloureux pur	6 %	8 %

*p < 0,05

Etat préopératoire

En ce qui concerne le bilan préopératoire, il existait des différences sur le plan clinique (Tableau 2) et radiographique (Tableau 3). La mobilité passive préopératoire était supérieure chez les sujets opérés avant 20 ans avec une rotation externe passive en position 1 (RE1) mesurée à 76° contre 71° pour leurs aînés (différence significative). On retrouvait des résultats semblables pour le Sulcus sign, présent chez 33 % des moins de 20 ans versus 22 % des plus de 20 ans (différence significative) [10]. L'examen radiographique réalisé objectivait plus d'encoches céphaliques chez les patients opérés avant 20 ans (50 % pour les moins de 20 ans versus 44 % pour les plus de 20 ans) mais moins de lésions de glène (33 % pour les moins de 20 ans versus 41 % pour les plus de 20 ans) (différence significative).

Tableau 2 *: Caractéristiques cliniques préopératoires*

Clinique préopératoire	< 20 ans	> 20 ans
RE1 passive	76°	71°*
Sulcus sign	33 %	22 %*

* p < 0,05

Tableau 3 *: Caractéristiques radiographiques préopératoires*

Rx préopératoires	< 20 ans	> 20 ans
Ostéophytes	10 %	20 %*
Lésions glène	33 %	41 %*
Encoche	50 %	44 %

* p < 0,05

L'intervention

98 patients (51 %) ont fait l'objet d'une butée coracoïdienne vissée. 14 patients (7 %) ont été traités par capsuloplastie à ciel ouvert (intervention de Bankart). 80 patients (42 %) ont été traités par réinsertion capsulo-labrale arthroscopique.

Résultats

Les résultats ont été analysés avec un recul similaire : 28 mois pour les patients opérés avant 20 ans et 30 mois pour les patients opérés après. Ces deux groupes parvenaient à un score global de Duplay comparable (Tableau 4) à 87/100 pour les moins de 20 ans et à 85/100 pour les plus de 20 ans. En revanche, toutes les composantes de ce score différaient, avec chez les patients jeunes une reprise du sport plus aisée et une gène fonctionnelle moindre (23/25 versus 21/25), des douleurs résiduelles moins prononcées, (23/25 versus 21/25), une mobilité supérieure (24/25 versus 22/25), mais une instabilité résiduelle plus fréquente (17/25 versus 21/25).

Tableau 4 : *Score de Duplay au recul maximum*

Score Duplay	< 20 ans	> 20 ans	
Total	87	85	/100
Reprise du sport	23	21*	/25
Douleurs	23	21*	/25
Mobilité	24	22*	/25
Stabilité	17	21*	/25

*p < 0,05

Discussion

En tentant de dégager certains facteurs pronostiques chez les patients opérés avant l'âge de 20 ans, nous avons tout d'abord analysé l'influence du geste chirurgical réalisé (Tableau 5). La butée coracoïdienne obtient des résultats significativement supérieurs aux capsuloplasties, qu'elles soient chirurgicales ou arthroscopiques, tant en ce qui concerne le score de Duplay que le taux de récidive (différence significative).

Tableau 5 : *Influence du geste réalisé*

Gestes réalisés	Score Duplay	Récidive
Butée coracoïdienne	92*	3 %*
Capsuloplastie chirurgicale	83	28 %
Capsuloplastie arthroscopique	85	23 %

*p < 0,05

Au sein des 98 patients opérés par butée coracoïdienne, aucun facteur préopératoire n'a permis d'influencer le score de Duplay ou la fréquence des récidives. En revanche, au sein des gestes capsulaires arthroscopiques et chirurgicaux, certains facteurs sont apparus décisifs sur le score total de Duplay, en particulier la pratique sportive à risque. Les patients opérés avant 20 ans pratiquant un sport classé 4 dans la classification de Duplay obtenaient un score total à 81/100 versus 95/100 pour les autres (différence significative). La mobilité passive préopératoire s'est avérée déterminante avec un score total à 78/100 pour les patients avec une RE1 passive supérieure à 85° et à 88/100 pour les autres (différence significative). L'existence radiographique d'une lésion de glène péjorait également le score de Duplay final, avec un score à 80/100 pour les sujets avec une lésion contre 88/100 pour les sujets sans lésion (différence significative). Le risque de récidive postopératoire est soumis aux mêmes facteurs pronostiques, la pratique d'un sport stade 4 exposant à un risque de 30 % contre 15 % pour les autres [4, 6, 11, 12, 13, 14, 15, 16] ; une hypermobilité passive préopératoire expose, quant à elle, à un risque de 50 % contre 15 % avec une mobilité normale [13, 17]. La présence d'une lésion radiographique de glène exposait, quant à elle, à un risque d'instabilité résiduelle de 50 % contre 15 % en son absence [18] (différence significative). Un dernier point s'est révélé intéressant lors de l'analyse de la stabilité postopératoire chez les patients opérés par une capsuloplastie à ciel ouvert ou arthroscopique : il existe une corrélation étroite entre la mobilité passive préopératoire et la stabilité postopératoire. On remarque ainsi que les patients qui ont souffert d'une récidive de luxation postopératoire avaient, en préopératoire, une rotation externe passive à 90° ; ceux qui se sont plaints de sensations d'instabilité postopératoire avaient une rotation externe passive préopératoire à 88° ; ceux qui gardaient une appréhension avaient une rotation externe passive à 77°, et ceux dont l'épaule était stable avaient une rotation externe passive à 65°.

Au terme de cette étude, nous pouvons conclure que les patients opérés avant l'âge de 20 ans représentent une population à risque, que ce risque est étroitement corrélé à la mobilité passive préopératoire, mais qu'il l'est également à l'existence d'une fracture préopératoire de glène ou d'une pratique sportive exposée. Sur l'ensemble de cette série, le résultat des butées coracoïdiennes est supérieur à celui des gestes capsulaires ouverts ou arthroscopiques.

Références

[1] BACILLA P., FIELD L.D., SAVOIE F.H., 3rd 1997. Arthroscopic Bankart repair in a high demand patient population. *Arthroscopy 1: 51-60.*

[2] COUDANE H., WALCH G. 2000. L'instabilité antérieure chronique de l'épaule chez l'adulte. Symposium de la Sofcot, Paris, 1999. *Rev Chir Orthop Suppl I : 86 : 91-150.*

[3] SAVOIE F., MILLER C., FIELD L. 1997. Arthroscopic reconstruction of traumatic anterior instability of the shoulder: the Caspari technique. *Arthroscopy 13: 201-9.*

[4] TORCHIA M., CASPARI R., ASSELMEIER M., BEACH W., GAYARI M. 1997. Arthroscopic transglenoid multiple susutre repair: 2 to 8 year results in 150 shoulders. *Arthroscopy 1: 609-19.*

[5] BALG F., BOILEAU P. 2007. The instability severity index score. *J Bone Joint Surg Br. 89(11) :1470-7.*

[6] LAFOSSE L., ISERIN A., KEMPF J.F., HARDY P. 2000. Traitement arthroscopique de l'instabilité antérieur chronique de l'épaule. Instabilité antérieure chronique de l'épaule chez l'adulte. *Symposium de la Sofcot, Paris 1999.* Rev *Chir Orthop Suppl I 86 : 106-9.*

[7] GARTSMAN G., RODDEY T., HAMMERMAN S. 2000. Arthroscopic treatment of anterior-inferior glenohumeral instability. *J Bone Joint Surg Am 82 : 991-1003.*

[8] KANDZIORA F., JÄGER A., BISCHOF F., HERRESTHAL J., STARKER M., MITTLMEIER T. 2000. Arthroscopic labrum refixation for post-traumatic anterior shoulder instability: suture anchor versus transglenoid fixation technique. *Arthroscopy 1 : 359-66.*

[9] SIMONET W., COFIELD R. 1984. Prognosis in anterior shoulder dislocation. *Am J Sports Med 1: 19-23.*

[10] KEMPF J.F., LACAZE F., HILA A. 2000. Instabilité antérieure et hyperlaxité de l'épaule. Instabilité antérieure chronique de l'épaule chez l'adulte. *Symposium de la Sofcot, Paris 1999. Rev Chir Orthop Suppl I 86; 132-7.*

[11] ARCIERO R., TAYLOR D., SNYDER R., UHORCHAK J. 1995. Arthroscopic bioabsorbable tack stabilization of initial anterior shoulder dislocations: a preliminary report. *Arthroscopy 1 : 410-7.*

[12] JOHNSON L. 1993. Diagnostic and surgical arthroscopy of the shoulder. In : Mosby-Year Book 1993. *St-Louis : Mosby p. 276-364.*

[13] MANTA J., ORGAN S., NIRSCHL R., PETTRONE F.A. 1997. Arthroscopic transglenoid suture capsulolabral repair. *Am J Sports Med 25 : 614-8.*

[14] MORGAN C. 1991. Arthroscopic transglenoid Bankart suture repair. *Op Tech Orthop 1: 171-9.*

[15] PAGNANI M., WARREN R., ALTCHECK D., WIECKIEWICZ T., ANDERSON A. 1996. Arthroscopic shoulder stabilisation using transglenoid suture. *Am J Sports Med 2 ; 459-67.*

[16] ROBERTS S., TAYLOR D., BROWN J., HAYES M., SAIES A. 1999. Open and Arthroscopic Techniques for the treatment of traumatic anterior shoulder instability in australian rules football players. *J Shoulder Elbow Surg 5 : 403-9.*

[17] UHTHOFF H.K., PISCOPO M. 1985. Anterior capsular redundancy of the shoulder: congenital or traumatic. *J Bone Joint Surg Br 67 : 363-6.*

[18] WALCH G., BOILEAU P., LEVIGNE C., MANDRINO A., NEYRET P., DONELL S. 1995. Arthroscopic stabilization for recurrent anterior shoulder dislocation : results of 59 cases. *Arthroscopy 1 : 173-9.*

Instabilité antérieure de l'épaule après 40 ans

A. Poignard, J. Allain

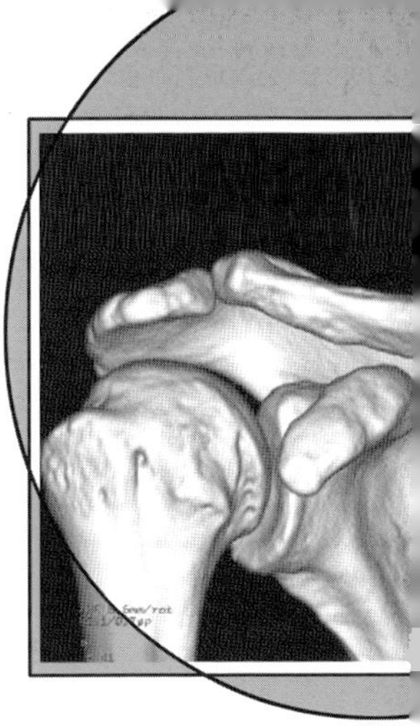

Introduction

La moyenne d'âge des patients souffrant d'une instabilité antérieure chronique de l'épaule est jeune (23 ans). Pourtant cette pathologie touche également et plus rarement une population plus âgée. L'association à l'instabilité d'une rupture de la coiffe des rotateurs et une évolution arthrosique postopératoire peuvent modifier le résultat fonctionnel de la prise en charge de ce sous-groupe de patients [1, 2, 4, 6]. La fréquence de ces complications semble influencée par l'âge de survenue de l'instabilité antérieure [3, 5]. Il nous est donc paru intéressant de nous intéresser aux patients âgés afin d'évaluer les spécificités dans leur prise en charge chirurgicale et son résultat. Ainsi, nous avons étudié les patients dont l'âge était supérieur à 40 ans au moment du premier épisode d'instabilité.

Matériels et méthodes

54 patients (30 hommes et 24 femmes) âgés d'au moins 40 ans au moment du premier épisode d'instabilité, ont été suivis avec un recul moyen de 29 mois. L'âge moyen au moment de l'intervention est de 46 ans (de 40 à 67 ans). 53 % des patients ont été opérés selon la méthode de Bankart, 40 % par butée selon Latarjet et 7 % ont eu une capsuloplastie arthroscopique.

La gène préopératoire était une instabilité pure pour 63 % des patients, une épaule douloureuse pure chez 19 % et enfin, une épaule douloureuse et instable chez 15 % des patients.

L'évaluation clinique pré et postopératoire s'est faite sur le score de Duplay total, douleur et mobilité avec un recul moyen de 29 mois.

L'arthrose pré et postopératoire a été classée sur des radiographies standards selon Salmilson. La recherche d'une lésion de la coiffe associée a été quasi systématique puisque 98 % des patients ont eu un arthroscanner préopératoire.

Au moment de la prise en charge, la majorité des patients (29 sur 32) ne présentait pas d'arthrose ou avait une arthrose débutante (stade 1).

Résultats

Cliniques

Sur les 53 patients qui ont eu un arthroscanner préopératoire, nous avons retrouvé 19 ruptures de coiffe des rotateurs associées (36 %) : 7 complètes et 12 partielles. Il existe ici une différence hautement significative avec le reste de la série (p < 0,02). Les résultats cliniques postopératoires en fonction de l'existence d'une rupture de coiffe associée (toute tranche d'âge confondue) seront analysés dans un autre chapitre *(17-Pelegri)* mais il faut noter que les 7 lésions transfixiantes observées sur l'ensemble de la série sont toutes observées chez des patients de plus de 40 ans. Par contre, parmi les ruptures partielles, 12 patients ont un âge égal ou supérieur à 40 ans et 22 patients ont moins de 40 ans.

84 % des patients se disent satisfaits ou très satisfaits de l'intervention.

Nous déplorons 5 complications précoces (5 %) : un hématome, un démontage d'une butée et 3 algodystrophies. Les deux premières complications ont imposé une reprise chirurgicale (évacuation d'hématome et la reprise d'ostéosynthèse) qui a permis d'obtenir la guérison.

Deux complications tardives (3,5 %) ont été constatées : une épaule douloureuse pure chronique traitée médicalement et une luxation récidivante avec rupture de coiffe ayant motivé une reprise chirurgicale.

Le score de Duplay moyen à la révision était de 80 (de 30 à 100). Même s'il est moins élevé que pour l'ensemble de la série (88), la différence est non significative (p > 0,05). De même nous n'avons retrouvé aucune différence significative entre les interventions de Latarjet et de Bankart sur les scores de Duplay totaux, mobilité et fonctionnel (Fig. 1).

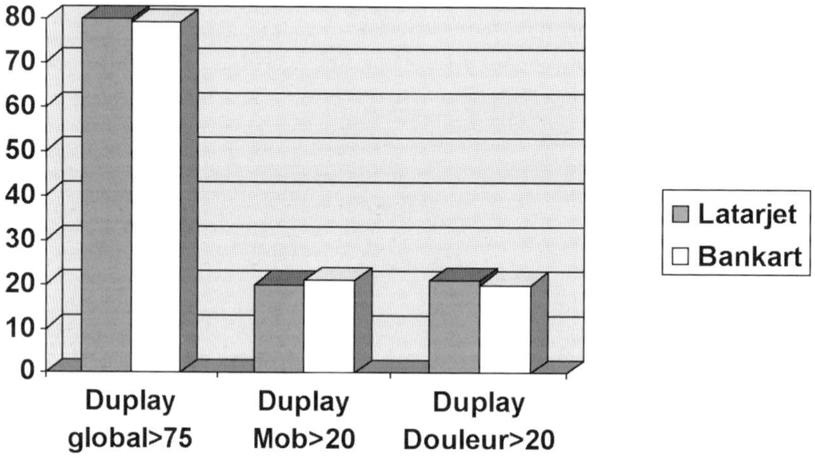

Fig. 1 *: Score de Duplay au recul final*

Radiographiques

90 % des stades 1 et 2 sont restés stables au dernier recul. Seuls 2 stades 0 ont évolué vers un stade 1 et un stade 2 et un stade 1 vers un stade 2. Il n'y a donc pas de différence significative en terme d'évolution de l'arthrose pré et postopératoire à deux ans de recul (Fig. 2).

	Bilan Préop	Bilan Postop
Stade 0	20	18
Stade 1	9	9
Stade 2	3	4
Stade 3	0	0
Stade 4	1	1

Fig. 2 *: Evolution de l'arthrose*

Conclusion

La prise en charge de l'instabilité antérieure d'épaule ne doit pas être différente chez les patients de plus de 40 ans. Les résultats cliniques sont excellents et comparables à ceux d'une population plus jeune. Par contre, le pourcentage de rupture de coiffe associée est significativement plus élevé puisqu'un tiers des patients ont une rupture au moins partielle de la coiffe. Sa recherche systématique à l'aide d'un arthroscanner est indispensable même si toutes ces ruptures ne font pas l'objet d'un traitement spécifique. Enfin, l'âge n'est pas un facteur influençant la vitesse d'évolution de l'arthrose postopératoire à 2 ans de recul.

Références

[1] ALLAIN J., GOUTALLIER D., GLORION C. 1998. Long-term results of the Latarjet procedure for the treatment of anterior instability of the shoulder. *J Bone Joint Surg Am. 80(6): 841-52.*

[2] CHAPNIKOFF D., BESSON A., CHANTELOT C., FONTAINE C., MIGAUD H., DUQUENNOY A. 2000. Bankart procedure: clinical and radiological long-term outcome. *Rev Chir Orthop Reparatrice Appar Mot. 86(6): 558-65. French.*

[3] NEVIASER R.J., NEVIASER T.J. 1995. Recurrent instability of the shoulder after age 40. *J Shoulder Elbow Surg. 4(6): 416-8.*

[4] NEVIASER R.J., NEVIASER T.J., NEVIASER J.S. 1993. Anterior dislocation of the shoulder and rotator cuff rupture. *Clin Orthop Relat Res. 291: 103-6.*

[5] NEVIASER R.J., NEVIASER T.J., NEVIASER J.S. 1988. Concurrent rupture of the rotator cuff and anterior dislocation of the shoulder in the older patient. *J Bone Joint Surg Am. 70(9): 1308-11.*

[6] SINGER G.C., KIRKLAND P.M., EMERY R.J. 1995. Coracoid transposition for recurrent anterior instability of the shoulder. A 20-year follow-up study. *J Bone Joint Surg Br. 77(1):73-6.*

Instabilité antérieure et récidives précoces

T. Gregory, A. Leduey, E. Vandenbussche, B. Augereau

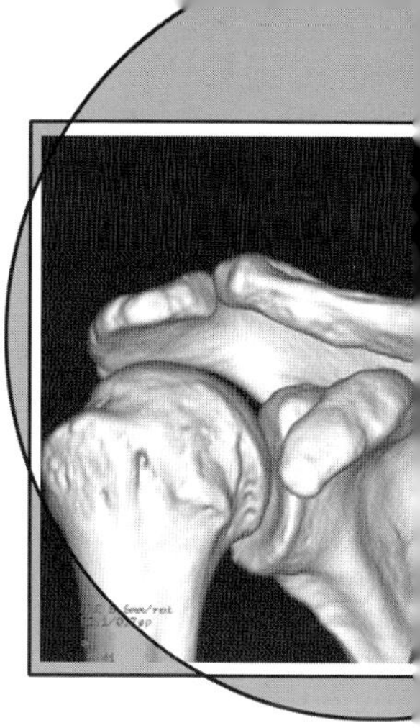

Introduction

De nombreuses techniques chirurgicales sont actuellement proposées pour le traitement des instabilités antérieures de l'épaule et font débat. Les indications opératoires sont posées en fonction des lésions observées lors d'un examen clinique et radiologique, mais varient également d'une équipe à l'autre. Ces interventions peuvent être réparties en deux grandes catégories : les gestes capsuloligamentaires et les gestes osseux de butée antérieure, toutes deux réalisées soit chirurgicalement à ciel ouvert, soit sous arthroscopie avec une place de plus en plus importante pour cette dernière [9]. Les réparations capsuloligamentaires et les butées coracoïdiennes sont des interventions classiques dont la principale complication est la récidive de l'instabilité antérieure. Ces récidives sont, pour la plupart, précoces et interviennent dans la majorité des cas dans les deux premières années après la chirurgie [1]. La capsuloplastie consiste en la réparation des lésions ligamentaires et/ou en la correction de la tension capsulaire dite capsulorraphie. L'intervention de butée coracoïdienne, principale technique de butée antérieure utilisée, a pour principe l'ostéotomie de la coracoïde et sa fixation après avivement au niveau du rebord antéro-inférieur de la glène. Cette intervention pallie l'instabilité antérieure en augmentant la surface de glissement de la tête humérale sur la glène et en assurant un verrouillage musculaire par la présence du muscle coraco-brachial inséré sur la coracoïde ostéotomisée.

Chacune de ces techniques semble avoir ses avantages et ses inconvénients. Les données actuelles de la littérature rapportent un taux de récidive précoce d'instabilité plus important après capsuloplastie, surtout par abord arthroscopique, comparé aux butées coracoïdiennes [5, 6]. A l'inverse, la rééducation et les reprises chirurgicales sont plus difficiles après chirurgie à ciel ouvert que sous arthroscopie du fait de la fibrose et des remaniements anatomiques postopératoires [1]. Pour certains auteurs, les avantages, l'expérience croissante des opérateurs, et les avancées techniques permettraient à l'arthroscopie de rivaliser avec la chirurgie conventionnelle [3, 4, 7]. D'autres chirurgiens ont développé des techniques chirurgicales de butées arthroscopiques, alliant ainsi les avantages des différentes techniques, avec des résultats encourageants [2, 4, 6, 10]. Mais la difficulté de réalisation technique de cette intervention en limite pour l'instant sa diffusion. Au vue de ces données, il semble donc important de faire l'état des lieux des principales techniques chirurgicales utilisées pour le traitement des instabilités de l'épaule.

L'objectif de cette étude est l'analyse des taux de récidive précoce d'instabilité pour les trois techniques les plus couramment utilisées, capsuloplastie arthroscopique, capsuloplastie à ciel ouvert et butée coracoïdienne, et la détermination des facteurs prédictifs d'échec de ces techniques.

Matériel et méthodes

Cette étude ne prend en compte que les récidives précoces d'instabilité, c'est-à-dire survenues dans les deux premières années après l'intervention de stabilisation, de la série prospective multicentrique du GEEC.

Parmi ces 927 dossiers, 554 dossiers étaient exploitables sur les informations cliniques et radiologiques à 2 ans. Il s'agissait dans 20 % des cas de femmes et d'hommes dans 80 %, avec un âge moyen de 28,2 ans (± 8,43) (lors de la chirurgie). On dénombrait 59 % d'épaules droites et 41 % d'épaules gauches (59 % du côté dominant, 40 % du côté dominé et 1 % chez des patients ambidextres). Au cours de ce chapitre, nous utiliserons les abréviations suivantes : capsuloplastie à ciel ouvert (CO), capsuloplastie arthroscopique (CA) et butée type Latarjet à ciel ouvert (BL).

La répartition des patients entre les 3 options thérapeutiques est la suivante : 400 patients ont bénéficié d'une capsuloplastie arthroscopique (249 dossiers exploitables), 59 d'une capsuloplastie chirurgicale (26 dossiers exploitables) et 464 d'une butée coracoïdienne (279 dossiers exploitables).

Le score de Duplay a été utilisé pour l'analyse des récidives au recul de deux ans :
+ 25 points : aucune appréhension, + 15 points : appréhension persistante, + 0 point : sensation d'instabilité, - 25 points : récidive vraie.

Le critère de jugement principal de cette étude était la survenue, lors des deux premières années postopératoires, d'une récidive d'instabilité, définie par la présence d'une récidive de luxation vraie ou d'une récidive de sensation d'instabilité.

Des facteurs prédictifs d'échec potentiel ont été identifiés dans la littérature et un lien potentiel avec la récidive d'instabilité a été recherché : âge, sexe, niveau et type d'activité sportive, traitement par immobilisation ou non lors du premier épisode d'instabilité de l'épaule, signe de Gagey, sulcus, rotation externe, mobilités préopératoires de l'épaule, présence et taille de l'encoche humérale et de la lésion de la glène, nombre d'épisodes d'instabilité, spécificités techniques pour la CA (installation, type d'ancrage, fil utilisé, nombre d'ancres, conditions d'immobilisation postopératoire).

Etude statistique

L'ensemble des données a été saisi sur un tableur Excel, puis analysé à l'aide du logiciel SPSS 10.0.5.

Différentes analyses univariées et multivariées (ANOVA) ont été réalisées pour étudier les variables quantitatives. Les variables qualitatives ont été analysées à l'aide d'analyses non paramétriques utilisant le test du Khi-deux lorsque les effectifs étaient suffisants. Une différence est significative au seuil de 5 %.

Résultats

Le taux de récidive postopératoire était de 5,2 % sur l'ensemble de la série (n = 554 dossiers exploitables) avec 8.4 % de récidives pour les capsuloplasties arthrocopiques (21 patients/249), 7,7 % pour les capsuloplasties à ciel ouvert (2 patients/26) et 2,1 % (6 patients/279) pour les butées à ciel ouvert. Le tableau 1 rapporte l'item stabilité du score de Duplay au recul de 2 ans pour chaque type d'intervention pratiquée. Le délai entre la chirurgie et le premier épisode de récidive était respectivement pour ces trois interventions de 14,22 ± 2,31 mois (CA), 3 et 11 mois pour les 3 récidives après CO et de 10,75 ± 1,97 mois (BL). La totalité de ces récidives, sauf une, se sont produites dans les 18 premiers mois qui ont suivi la chirurgie.

Tableau 1 : *Résultat du score de Duplay-stabilité à deux ans pour chacune des techniques chirurgicales utilisées*

Score Duplay	Capsuloplastie arthroscopique	Capsuloplastie chirurgicale	Butée coracoïdienne
Aucune appréhension	79,6 %	84,6 %	95,8 %
Appréhension persistante	8,4 %	7,7 %	0,3 %
Sensation d'instabilité	3,6 %	0	1,8 %
Récidive vraie	8,4 %	7,7 %	2,1 %

Le tableau 2 rapporte pour chacune des trois techniques la proportion de patients :
- opérés pour luxations récidivantes et le nombre de luxations avant la chirurgie,
- présentant un signe de Gagey,
- ayant une fracture de la glène associée.

Tableau 2 : *Pour chacune des trois techniques chirurgicales, pourcentages de patients opérés devant des épisodes récidivants de luxation et nombre d'épisodes de luxation, ayant un signe de Gagey positif et ayant une fracture de glène avant la chirurgie.*

	Capsuloplastie arthroscopique	Capsuloplastie chirurgicale	Butée coracoïdienne
Indications sur luxations récidivantes	55 %	44 %	69 %
Nombre d'épisodes de luxation	3,7	5,3	5,8
Laxité (Gagey +)	47 %	55 %	55 %
Fracture de glène	9 %	13 %	22 %

Pour les butées type Latarjet à ciel ouvert, le nombre d'épisodes de récidive d'instabilité était insuffisant pour mettre en lumière la présence de facteurs de risque. Il en était de même pour les capsuloplasties à ciel ouvert où le nombre de dossiers de la série était lui insuffisant.

Par contre, pour les capsuloplasties arthroscopiques, une relation statistiquement significative ($p < 0,05$) a été retrouvée entre plusieurs facteurs explicatifs et la présence d'une récidive d'instabilité. Ces facteurs explicatifs étaient les suivants :
- *L'âge du patient.* L'âge moyen dans le sous-groupe de patients ayant récidivé leur instabilité était plus jeune (23,26 ± 0,97 an) pour un âge moyen de 29 ans dans le sous-groupe CA.
- *Le niveau de la pratique sportive.* Plus les patients avaient repris leur activité sportive à un niveau élevé et plus le taux de récidive était élevé. Ainsi, le taux d'échec dans le sous-groupe de patients ayant repris le sport à un niveau élevé (haut niveau et compétiteur) était de 35 % contre 20 % chez les patients ayant repris un sport de loisir ou n'ayant pas repris le sport.
- *La présence d'une immobilisation après le premier épisode de luxation.* Seuls 5 % des patients ont eu une récidive précoce après CA lorsque l'épaule concernée avait été immobilisée après le premier épisode de luxation contre 15 % dans le cas contraire. Néanmoins, la durée d'immobilisation (entre 1 et 4 semaines) et la position du bras lors de l'immobilisation (Rotation interne, neutre ou externe) variaient en fonction des centres et parfois même en fonction des patients au sein d'un même centre. L'analyse de ce résultat est donc ambiguë et cet item semble être tout simplement révélateur du caractère compliant ou non des patients.

- *La taille de l'encoche mesurée sur les radiographies préopératoires* : plus l'encoche était grande (en moyenne soit 3,48 ± 0,70 cm dans le sous-groupe de patients ayant récidivé leur instabilité), plus le risque de récidive était élevé. L'encoche lorsqu'elle était présente mesurait en moyenne 2,45 ± 0,19 cm dans le sous-groupe de patients n'ayant pas récidivé.
- *Le type d'ancrage.* les résultats en fonction du type d'ancrage sont répertoriés dans le tableau 3.
- *Le type de fils utilisé* : le type de fils utilisé lors de la capsuloplastie, résorbable ou non, a une importance significative dans l'apparition d'une récidive ou dans la persistance d'une instabilité (Fig. 1).
- *Le nombre d'ancres utilisées.* Il existait une différence statistiquement significative entre le nombre d'ancres utilisées et la présence d'une récidive précoce. En moyenne, le nombre d'ancres utilisées dans le sous-groupe de patients ayant récidivé leur instabilité était de 2,7 ± 0,15 ancres contre en moyenne 3,06 ± 0,05 ancres dans le sous-groupe de patients n'ayant pas eu de récidive d'instabilité.

Nous n'avons pas retrouvé de lien statistiquement significatif entre les autres facteurs cités dans le chapitre matériel et méthodes et la présence d'une récidive de l'instabilité d'épaule.

Tableau 3 : *Score de Duplay stabilité à deux ans en fonction du type d'ancrage utilisé chez les patients opérés par capsuloplastie arthroscopique.*

	Récidive et instabilité persistante	Appréhension	Normal
Fastak®	17,6 %	245,5 %	56,9 %
Mitek®	9,5 %	13,2 %	78,3 %
Autre	10,4 %	15,4 %	74,2 %

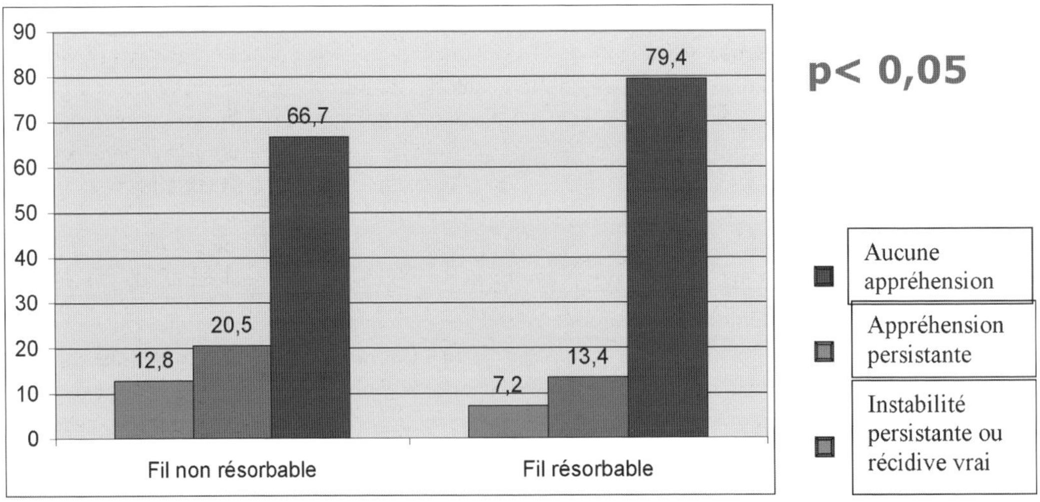

Fig. 1 : *Résultats du score Duplay-Stabilité en fonction du type de fil utilisé dans le groupe de patients opérés par capsuloplastie arthroscopique.*

Discussion

La récidive précoce est la principale complication après chirurgie de stabilisation antérieure de l'épaule [1, 5]. Les techniques de butée coracoïdienne sont considérées comme des techniques de référence avec des taux de récidive variant dans la littérature en fonction des séries entre 0 et 9 %. Lors du symposium de la SoFCOT de 1999, le taux de récidive était de 3 % après butée coracoïdienne, 4 % après capsulorraphie à ciel ouvert et 13 % après intervention de Bankart sous arthroscopie (étude multicentrique de patients opérés en 1995). Dans une méta-analyse de 2007 prenant en compte 527 patients opérés d'une capsuloplastie arthroscopique, Lenters *et al.* [5] retrouvaient un taux de récidive de 18,4 %.

Pour certains auteurs, les avantages, l'expérience croissante des opérateurs et les avancées techniques permettraient désormais à l'arthroscopie de rivaliser avec la chirurgie conventionnelle [4, 7].

L'objectif de ce symposium était donc l'actualisation des chiffres de récidive précoce après chirurgie de stabilisation antérieure de l'épaule pour les trois techniques les plus couramment utilisées.

Notre étude retrouve des taux de récidive précoce de 8,4 % pour les capsuloplasties arthrocopiques, 7,7 % pour les capsuloplasties à ciel ouvert et 2,1 % pour les butées à ciel ouvert. Il apparaît donc que le taux de récidive après capsuloplastie arthroscopique a largement diminué par rapport aux données antérieures de la littérature. Néanmoins, il reste quatre fois plus important qu'après butée coracoïdienne, sur des effectifs comparables (249 dossiers exploitables sur 400 dossiers pour la capsuloplastie arthroscopique, 279 dossiers exploitables sur 464 dossiers pour la butée coracoïdienne).

Le taux de récidive après capsuloplastie, à ciel ouvert, est, lui, compris entre celui des deux techniques précédemment citées. Néanmoins, la comparaison est plus difficile à effectuer car les effectifs sont d'un ordre de grandeur différent (26 dossiers exploitables sur 59).

La butée coracoïdienne reste donc la technique de référence avec un taux de récidive précoce de l'ordre de 2 %.

Des facteurs de risque de récidive après capsuloplastie arthroscopique, devant influencer l'indication de cette technique, ont été mis en évidence lors du symposium de la SoFCOT 19991, puis repris par Sexton *et al.* en 2005. Ces facteurs étaient : l'âge inférieur à 28 ans, la présence d'une hyperlaxité ligamentaire, la présence de plus de 5 épisodes de luxation vraie avant la chirurgie, une fracture de la glène supérieure à 15 % de la surface articulaire, et la pratique de sport contact. Ces facteurs ont été pris en compte par de nombreux centres investigateurs lors du choix de la technique opératoire, comme l'illustre le tableau 2. Ceci explique la diminution du taux de récidive précoce d'instabilité après capsuloplastie arthroscopique retrouvé dans ce symposium par rapport aux données antérieures de la littérature. Ceci explique également que ces facteurs de risque, à l'exception de l'âge des patients, n'aient pas été retrouvés dans l'analyse statistique de notre série. Le fait que l'âge soit également apparu dans notre étude comme facteur explicatif de récidive souligne bien son importance dans l'apparition des récidives, mais également que cet élément n'a pas suffisamment été pris en compte lors du choix de la technique opératoire.

Notre série met en lumière d'autres facteurs de risque de récidive après capsuloplastie arthroscopique : niveau sportif élevé, non compliance du patient, taille importante de l'encoche de la tête humérale. A ces éléments d'ordre diagnostique, ce Symposium permet de mettre en lumière des points techniques nécessaires à la diminution du taux de récidive : utilisation de trois ancres plutôt que deux, utilisation de fil résorbable plutôt que non résorbable et d'ancres type Mitek® plutôt que Fastak®.

Cet article n'a pas la prétention de trancher sur la technique opératoire devant être utilisée pour le traitement des instabilités antérieures d'épaule, d'une part parce que le taux de perdus de vue dans ce symposium est important, phénomène lié à son caractère multicentrique, et d'autre part car le choix de la technique chirurgicale ne se base pas exclusivement sur ce critère. Néanmoins, cette étude met en lumière la nécessité de poser les indications en fonction des facteurs de récidive d'instabilité après capsuloplastie arthroscopique, la technique de butée coracoïdienne restant encore le gold standard en terme de stabilité.

Conclusion

Le taux de récidive précoce après capsuloplastie arthroscopique a diminué par rapport aux données précédentes de la littérature grâce à l'expérience croissante des opérateurs et aux évolutions de la technique. Néanmoins, la butée coracoïdienne reste la technique de référence avec un taux de récidive précoce de l'ordre de 2 % pour 8 % après capsuloplastie arthroscopique.

Les indications de la capsuloplastie arthroscopique doivent donc être posées en fonction de certains critères. Certains critères exposant à la récidive après utilisation de cette technique ont été définis dans la littérature : âge inférieur à 28 ans, présence d'une hyperlaxité ligamentaire, présence de plus de 5 épisodes de luxation vraie avant la chirurgie, fracture de la glène supérieure à 15 % de la surface articulaire, pratique de sport contact.

Cette liste doit être complétée par les facteurs de risque d'instabilité après capsuloplastie arthroscopique retrouvés dans ce symposium : niveau sportif élevé, non compliance du patient, taille importante de l'encoche de la tête humérale. A ces éléments d'ordre diagnostique, ce Symposium permet de mettre en lumière des points techniques nécessaires à la diminution du taux de récidive : utilisation de trois ancres plutôt que deux, utilisation de fil résorbable plutôt que non résorbable et d'ancres type Mitek® plutôt que Fastak®.

Références

[1] COUDANE H., WALCH G., SEBESTA A. 2000. Chronic anterior instability of the shoulder in adults. Methodology. *Rev Chir Orthop, 86 Suppl 1: 94-5.*

[2] JOHN M., NEBELUNG W., ROPKE M., ENDER S.A., URBACH D. 2007. Arthroscopic labrum reconstruction with capsular shift in anterior shoulder instability: improved midterm results by using a standardized suprabicipital camera position. *Arthroscopy, 23(7): 688-95.*

[3] KIM S.H., HA K.I., CHO Y.B., RYU B.D., OH I. 2003. Arthroscopic anterior stabilization of the shoulder: two to six-year follow-up. *J Bone Joint Surg Am, 85-A(8): 1511-8.*

[4] KROPF E.J., TJOUMAKARIS F.P., SEKIYA J.K. 2007. Arthroscopic shoulder stabilization: is there ever a need to open? *Arthroscopy, 23(7): 779-84.*

[5] LENTERS T.R., FRANTA A.K., WOLF F.M., LEOPOLD S.S., MATSEN F.A. 3rd 2007. Arthroscopic compared with open repairs for recurrent anterior shoulder instability. A systematic review and meta-analysis of the literature. *J Bone Joint Surg Am, 89(2): 244-54.*

[6] MAZZOCCA A.D., BROWN F.M. Jr CARREIRA D.S., HAYDEN J., ROMEO A.A. 2005. Arthroscopic anterior shoulder stabilization of collision and contact athletes. *Am J Sports Med, 33(1): 52-60.*

[7] NEBELUNG W., JAEGER A., WIEDEMANN E. 2002. Rationales of arthroscopic shoulder stabilization. *Arch Orthop Trauma Surg, 122(8): 472-87.*

[8] SEXTON S.A., PEARCE C., RICKETTS D.M. 2005. Criteria for arthroscopic treatment of anterior instability of the shoulder. *J Bone Joint Surg Br, 87(12): 1700; author reply 1700-1.*

[9] STEIN D.A., JAZRAWI L., BARTOLOZZI A.R. 2002. Arthroscopic stabilization of anterior shoulder instability: a review of the literature. *Arthroscopy, 18(8): 912-24.*

[10] SUGAYA H., MORIISHI J., DOHI M., KON Y., TSUCHIYA A. 2003. Glenoid rim morphology in recurrent anterior glenohumeral instability. *J Bone Joint Surg Am, 85-A(5): 878-84.*

Instabilité antérieure et douleurs

O. Delattre, L. Stratan, J. Vogels, P. Abadie

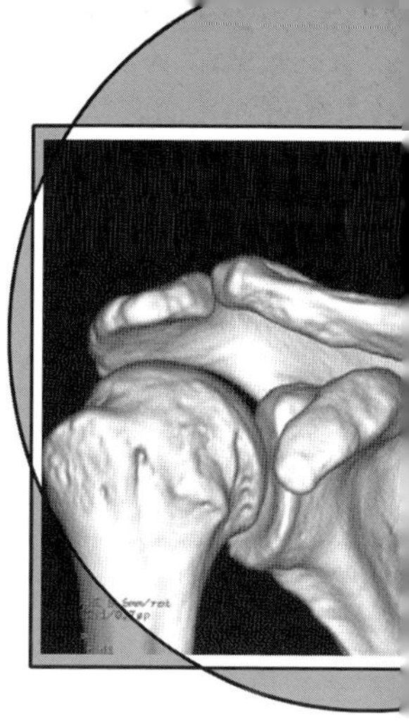

Les douleurs résiduelles ont été analysées dans la série du symposium selon le score de Duplay. Dans la cotation de Duplay le score douleur occupe 25 points sur les 100 points du score global. L'absence de douleur ou la présence de douleurs uniquement climatiques correspond à un score de 25 points. La présence de douleurs aux mouvements forcés violents ou à la fatigue correspond à un score de 15 points. Enfin, la présence dans la vie quotidienne correspond à un score de 0 point.

Près d'un tiers des patients (31,7 %) présentait des douleurs résiduelles. Parmi cette population de patients qui présentait des douleurs résiduelles (n = 196), la majorité (85,7 %) présentait des douleurs aux mouvements de force et 14,3 % des patients présentaient des douleurs quotidiennes. Si l'on compare les douleurs résiduelles dans les trois groupes (butée, capsuloplastie à ciel ouvert, stabilisation arthroscopie) on peut noter l'absence de douleurs quotidiennes dans le groupe capsuloplastie avec globalement moins de douleurs résiduelles dans ce groupe mais sans caractère significatif étant donné le faible effectif de ce groupe (tableau 1 obtenu à partir des dossiers où l'item douleurs était renseigné). Les deux groupes comparables étaient les butées et les stabilisations arthroscopiques. Si l'on regroupe les douleurs quotidiennes et les douleurs aux mouvements de force il y avait globalement plus de douleurs dans le groupe arthroscopie par rapport au groupe butée mais sans valeur significative (Chi 2, p = 0,06). En revanche, si l'on considère les douleurs quotidiennes il y avait significativement (p = 0,03) plus de douleurs quotidiennes (6,6 %) dans le groupe arthroscopie que dans le groupe butée (3 %). Concernant l'étiologie des douleurs résiduelles après traitement d'une instabilité de l'épaule, nous avons cherché à isoler après étude de la littérature et sur notre expérience au CHU de Fort-de-France [1] des facteurs préopératoires, peropératoires et postopératoires.

Tableau 1 : Répartition des douleurs résiduelles en fonction du geste chirurgical

Douleurs	Butées (n = 279)	Capsuloplasties (n = 26)	Arthroscopies (n = 249)
Quotidiennes	9 (3 %)	0	16 (6,5 %)
Mouvements de force	72 (26 %)	5 (19 %)	73 (29,3 %)
Aucune	198 (71 %)	21 (81 %)	160 (64,2 %)

Facteurs préopératoires

Les douleurs étaient-elles déjà présentes en préopératoire ?

Oui dans 40 % des cas. Il pouvait s'agir d'épaules douloureuses et instables, de SLAP lésions, d'arthrose, de raideur préopératoire, de lésions associées (arthroplastie, coiffe, acromio-claviculaire). Il faut noter que les épaules douloureuses et instables et les SLAP lésions étaient plus fréquentes dans le groupe arthroscopie que dans le groupe butée, ce qui peut être une première explication à la différence constatée entre les deux groupes concernant les douleurs résiduelles.

L'existence d'une chirurgie préalable à l'intervention de stabilisation de l'épaule peut-elle être un autre facteur préopératoire de douleurs postopératoires ?

Les antécédents chirurgicaux sont au nombre de 3 : 2 reprises de Bankart parmi les butées, 1 cas de tendinite calcifiante opérée dans le groupe des arthroscopies.

Les lésions anatomiques (encoche céphalique, fracture de la glène, association des deux) étaient-elles en cause dans les douleurs résiduelles ?

Non, nous n'avons retrouvé aucune influence de la présence ou non d'une lésion osseuse humérale ou glénoïdienne, ni influence de la taille des lésions osseuses de passage.

Facteurs peropératoires

Nous n'avons retrouvé aucun incident peropératoire dans la série du symposium qui puisse expliquer la présence des douleurs résiduelles.

Facteurs postopératoires

Une capsulite rétractile expliquait les douleurs dans 3 cas dans le groupe des butées, dans 4 cas dans le groupe des arthroscopies.

Des problèmes mécaniques sur les butées expliquaient clairement les douleurs résiduelles dans 3 autres cas. Il s'agissait d'une pseudarthrose, d'une ostéolyse de la butée et d'une butée débordante.

Une arthrose expliquait les douleurs résiduelles dans le groupe arthroscopie dans un cas.

Aucune migration d'ancre ou de synovite n'a été retrouvée dans la série du symposium en rappelant que les synovites liées aux matériaux résorbables (migration d'ancres radiotransparentes) ou aux fils partiellement résorbables sont les causes de douleurs résiduelles les plus fréquemment rapportées dans la littérature [2, 3, 4, 5, 6, 7].

Enfin et surtout, se dégagent deux notions fondamentales, comme cela est illustré dans la figure 1. **La récidive de l'instabilité était significativement plus importante dans le groupe des arthroscopies douloureuses** par rapport aux butées douloureuses.

La raideur en rotation interne associée à une asymétrie du Bellypress test était significativement plus importante dans le groupe des butées douloureuses par rapport au groupe arthroscopies douloureuses, ce qui pose le problème de la iatrogénicité potentielle des butées sur le tendon du subscapularis.

Au total, les causes des douleurs résiduelles qui se dégagent de cette série du symposium sont résumées dans le tableau 2. Les causes des douleurs résiduelles semblaient le plus souvent liées à la récidive de l'instabilité dans le groupe des arthroscopies et à la raideur ou aux problèmes mécaniques dans les butées. Il ne faut cependant pas oublier l'importance des douleurs préopératoires qui étaient prédominantes dans le groupe des arthroscopies en rapport avec des lésions type SLAP ou des épaules douloureuses et instables.

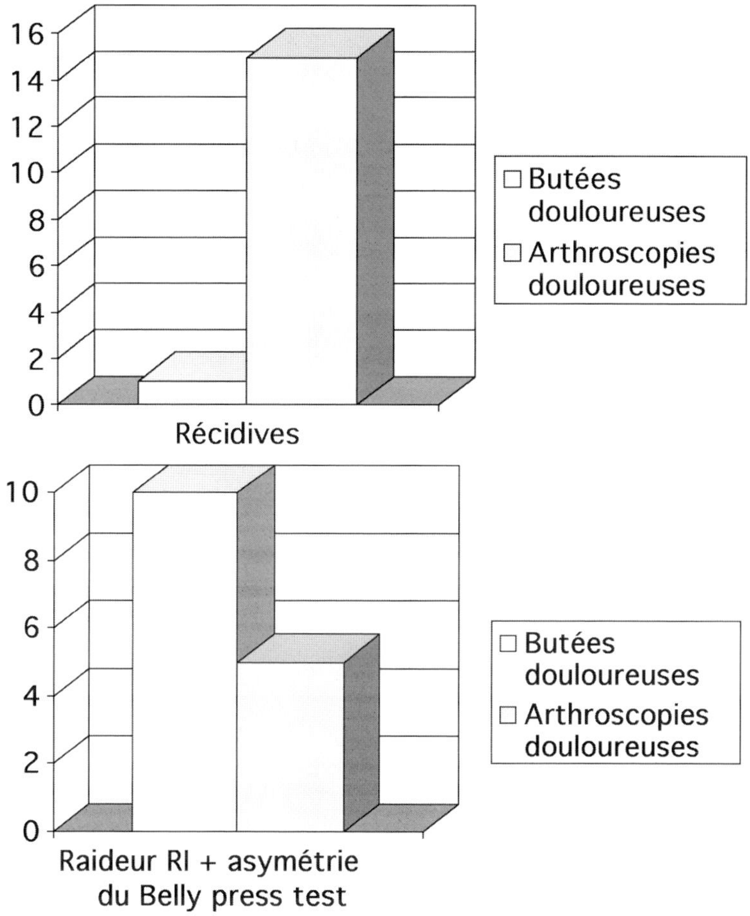

Fig. 1 *: Etiologie des douleurs résiduelles après traitement de l'instabilité*

Tableau 2 : Etiologie des douleurs résiduelles après traitement de l'instabilité

Butées	**Arthroscopies**
Raideur RI	Récidive de l'instabilité
Butée	SLAP
- Débordante	EDI +
- Lysée	
- Pseudarthrosée	

Il faut rappeler de plus le caractère extrêmement flou et imprécis de cette entité pathologique (épaule douloureuse et instable) qui parmi les membres du symposium n'a pas toujours été interprétée de la même manière. L'existence de lésions associées aux problèmes d'instabilité en préopératoire pouvant expliquer bon nombre d'épaules diagnostiquées douloureuses et instables.

La raideur en rotation externe, facteur de douleur résiduelle identifié dans notre série de Fort-de-France [1] n'a pas été retrouvée dans la série du symposium.

En conclusion, il nous paraît intéressant, au terme de ce travail sur les douleurs résiduelles de la série du symposium, de recommander la recherche et l'analyse précise des douleurs en préopératoire en distinguant les douleurs qui surviennent lors des épisodes d'instabilité, des douleurs qui surviennent en dehors des épisodes d'instabilité. L'existence de douleurs en dehors des épisodes d'instabilité doit faire rechercher un autre diagnostic afin de traiter d'éventuelles pathologies associées dans le même temps opératoire. L'analyse de la topographie et des mouvements déclenchants de ces douleurs reste aussi très importante que ce soit en préopératoire ou en postopératoire. En effet, la présence de douleurs résiduelles survenant dans les mouvements d'armé du bras (abduction rétropulsion rotation externe) associée à un Relocation test positif et une non reprise sportive de l'activité désirée au départ doit être à notre sens considéré comme un échec thérapeutique (équivalent de récidive). Dès 1981, Rowe et Zarins [8] insistaient sur le fait que, preuve arthroscopique à l'appui, des lanceurs pouvaient ressentir une douleur sans la rattacher, à tort, à leur instabilité ; la douleur lors du test d'appréhension redressant alors le diagnostic et confirmant la récidive. Dans cette optique le score de Duplay qui ne comporte que trois items très imprécis pour la douleur nous est apparu insuffisant avec un risque à la fois de sous-estimation des récidives dans certains cas et une péjoration à tort du résultat global dans d'autres. De plus, ce score qui comporte à la fois une subjectivité de l'examinateur et de l'examiné, qu'il s'agisse de l'item douleur ou de l'item reprise sportive a montré dans notre pratique au CHU de Fort-de-France une variabilité individuelle importante qui justifie un travail de recherche sur un autre score d'évaluation de la qualité des résultats après chirurgie stabilisatrice de l'épaule. Le caractère complexe et lourd du score WOSI qui utilise une échelle visuelle analogique pour chaque item nous encourage dans cette voie. Le score que nous proposons **appelé Score 3S** (Satisfaction after Shoulder Stabilization) est censé allier simplicité et réponse aux problèmes précités (Tableau 3). Ce score actuellement en évaluation comparative (versus WOSI et Duplay) monocentrique (CHU de Fort-de-France) devra bien entendu faire l'objet d'une évaluation multicentrique pour être validé.

Enfin, dans le cadre de l'information au patient, il faudra retenir de cette étude que **1 patient sur 4 douloureux en préopératoire le restera en postopératoire** et que **1 patient non douloureux sur 5, le deviendra en postopératoire**.

Références

[1] DELATTRE O., STRATAN L., DAOUD W. *et al.* 2005. Échecs et complications après stabilisation antérieure arthroscopique de l'épaule. *Rev Chir Orthop 6 : 3S95.*

[2] BURKART A., IMHOFF A.B., ROSCHER E. 2000. Foreign-body reaction to the bioabsorbable suretac device. *Arthroscopy. 16(1) :91-5.*

[3] WILKERSON J.P., ZVIJAC J.E., URIBE J.W., SCHURHOFF M.R., GREEN J.B. 2003. Failure of polymerized lactic acid tacks in shoulder surgery. *J Shoulder Elbow Surg. 12(2): 117-21.*

[4] FREEHILL M.Q., HARMS D.J., HUBER S.M., ATLIHAN D., BUSS D.D. 2003. Poly-L-lactis acid tack synovitis after arthroscopic stabilization of the shoulder. *Am J Sports Med. 31(5): 643-7.*

[5] WARNER JJP, MILLER M.D., MARKS P. *et al.* 1995. Arthroscopic Bankart repair with the Suretac device. *Arthroscopy 11 :2-13.*

[6] JOBE F.W., BRADLEY J.P. 1989. The diagnosis and non operative treatmantof shoulder injuries in athletes. *Clin sports Med 8 :419.*

[7] SEGMULLER H.E., HAYES M.G., SAIES A.D. 1997. Arthroscopic repair of glenolabral injuries with an absorbable fixation device. *J Shoulder Elbow Surg 6: 383-392.*

[8] ROWE C.R., ZARINS B. 1981. Recurrent transient subluxation of the shoulder. *JBJS Am 63 :863-872.*

Nom : **Prénom :**	**Date** **J+………mois après l'Intervention**

SCORE 3S
Satisfaction after Shoulder Stabilization
(Score de Satisfaction après Stabilisation de l'épaule opérée)

➢ **Question 1**

Avez-vous repris l'activité sportive que vous **souhaitiez** reprendre lors de la décision chirurgicale ?
❒ Non (10) ❒ Oui mais avec perte de niveau (5) ❒ Oui (0)

➢ **Question 2**

Si non ou perte de niveau est-ce à cause de votre épaule ?
❒ Oui uniquement (10) ❒ Oui partiellement (0) ❒ Non (-10)(travail, famille, autre cause, non sportif…)

➢ **Question 3**

Etes-vous satisfait de la stabilité de votre épaule ?
❒ Déçu (10) ❒ Peu satisfait (7) ❒ Satisfait (3) ❒ Très satisfait (0)

➢ **Question 4**

Ressentez-vous une insécurité (appréhension) au niveau de votre épaule ?
❒Oui Importante (10) ❒Oui Modérée (7) ❒ Oui Minime (3) ❒ Non Aucune (0)

➢ **Question 5**

Avez-vous des douleurs résiduelles au niveau de votre épaule ?
❒Oui sévère (10) ❒Oui modérée (7) ❒Oui minimes ou occasionnelles (3) ❒non aucune (0)

➢ **Question 6**

Si Oui ces douleurs surviennent-elles …
❒ Surtout lors des mouvements **d'armé du bras** (10)
❒ En dehors des mouvements **d'armé du bras** (0)

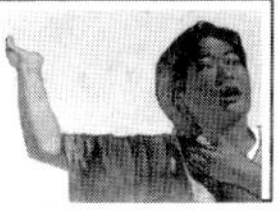

➢ **Question 7**

Avant votre intervention aviez-vous des douleurs en dehors des luxations ou des mouvements d'armé du bras ?
❒ Non (10) ❒ Oui (0)

➢ **Question 8**

Ressentez-vous une limitation de mobilité (raideur) de votre épaule ?
❒ Oui sévère (10) ❒ Oui modérée (7) ❒ Oui minime (3) ❒ Non aucune (0)

➢ **Question 9**

Si Oui entraînent-elle une gêne
❒ Oui Importante (10) ❒ Oui Modérée (7) ❒ Oui Minime (3) ❒ Non Aucune (0)

➢ **Question 10**

A posteriori referiez-vous l'intervention chirurgicale ?
❒ Non (10) ❒ Oui (0)

*Tableau 3 : **Score 3S** (**S**atisfaction after **S**houlder **S**tabilization) : Score de satisfaction après stabilisation de l'épaule opérée.*

Synthèses et perspectives

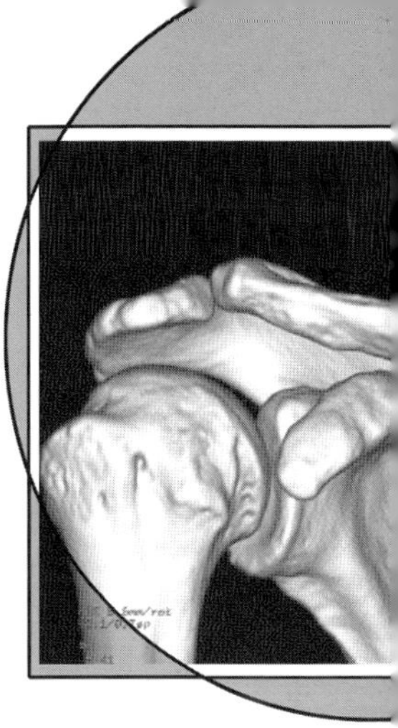

Bureau du GEEC : F. Duparc, P. Mansat, C. Nerot, F. Sirveaux, P. Thoreux

Que faut-il retenir de ce symposium ?

Quel était en 2004 le traitement chirurgical de l'instabilité antérieure de l'épaule ?

Sur 927 dossiers provenant de 32 centres, les modalités thérapeutiques se répartissent en :

- Butées : 50 %
- Capsuloplasties chirurgicales : 7 %
- Stabilisations arthroscopiques : 43 %
- Il existe une différence significative de modalités thérapeutiques entre les structures privées et les structures publiques (proportion de butées plus importante dans les structures privées) mais avec un effet centre important.

Quels sont les résultats globaux ?

En arrondissant les chiffres à des fins mnémotechniques, on peut retenir les chiffres suivants :

	Duplay final	Score subjectif	Récidives subluxations, luxations	Reprises
Butées	88.5	93	4%	3%
Capsuloplasties chirurgicales	84	84	8%	4%
Stabilisations arthroscopiques	83	87	12%	5%

Analyse des résultats globaux

La stabilisation de l'instabilité antérieure de l'épaule :

- Par butées, conduit au plus faible taux de récidives mais expose à plus de complications,
- Par capsuloplasties arthroscopiques, expose à un risque d'échecs plus élevé mais génère moins de complications,
- Par capsuloplasties à ciel ouvert, se situe en position intermédiaire pour les 2 items.

Quelles corrélations lésionnelles peut-on faire ?

- Le signe de Gagey et le Sulcus signe (sillon sous-acromial) en Rotation Externe (Sulcus en RE) sont *très significatifs de lésions des parties molles.*
- Nous n'avons retrouvé aucune corrélation anatomo-radiologique pour les lésions osseuses (Bilan préopératoire radiographique ou arthroscanographique versus bilan peropératoire).

Que savoir sur les lésions osseuses ?

- 3 patients sur 4 ont des lésions osseuses initiales.
- Il n'existe pas de lien significatif entre lésions osseuses et récidives.
- Mais la technique choisie est fortement orientée pour certaines équipes par l'existence de lésions osseuses lors du bilan initial.

Que penser des sujets hyperlaxes ?

- L'hyperlaxité est corrélée avec le type de lésions anatomiques : les patients hyperlaxes présentent moins de lésions de la glène et plus de lésions des parties molles.
- L'hyperlaxité est un facteur péjoratif de la stabilisation quelle que soit la technique utilisée.
- Par conséquent, le dépistage de cette hyperlaxité (avec proposition d'un score d'hyperlaxité restant à valider) et l'information spécifique des patients rentrant dans cette catégorie sont impératives.

Quid des patients opérés au cours de la 1re année ?

- Primo-luxation impose-t-elle une primostabilisation ?
  - *aucun élément de réponse n'est apporté dans cette série,*
  - *personne n'a franchi le pas d'une attitude systématique*
- Que dire d'une stabilisation au cours de la 1re année pour la 1re récidive ?
  - *le score global est meilleur,*
  - *il faut certainement savoir intervenir précocement (chez les très jeunes et pour les sports à risque avec armé contré).*

Quelles sont les particularités des sujets de moins de 20 ans ?

- Cette tranche d'âge représente 20 % de la série.
- Il s'agit d'une population à risque de récidive très important :
  - 28 % après capsulopastier chirurgicale,
  - 23 % après stabilisation arthroscopique.

- Quelques particularités :
  - plus de lésions des parties molles,
  - hyperlaxité plus fréquente,
  - pratique sportive plus importante.
- Savoir privilégier les butées chez les moins de 20 ans.

Quelles sont les particularités des sujets de plus de 40 ans ?

- Cette tranche d'âge représente 6 % de la série.
- 1 patient sur 3 a une rupture de coiffe.
- L'âge n'est pas un facteur péjoratif.
- Aucune technique n'est à privilégier.
- Pas d'aggravation de l'arthrose à 2 ans.

Que savoir sur les douleurs séquellaires ?

- Près de 1 patient sur 3 a des douleurs en postopératoire.
- 1 patient sur 4 douloureux en préopératoire garde des douleurs.
- 1 patient sur 5 non douloureux en préopératoire le deviendra.
- *L'information des patients dans ce sens est très importante.*
- Facteurs mis en évidence :
  - récidives,
  - lésions associées : SLAP,
  - épaule douloureuse et instable
- Le score de Duplay ne permet pas une analyse fine et pertinente des douleurs postopératoires (proposition d'un score restant à valider).

Conclusions

- Les techniques ont progressé, en particulier les techniques arthroscopiques.
- Les résultats sont globalement identiques mais avec une diminution des récidives pour les stabilisations arthroscopiques (et ce malgré le caractère multicentrique et un certain nombre de chirurgiens juniors dans les centres hospitalo-universitaires).
- Il faut affiner les procédés d'évaluation, et en particulier l'hyperlaxité et les lésions des parties molles.
- Il faut rationaliser les indications, le choix de la technique opératoire et le moment opportun pour un geste de stabilisation.

Perspectives

Le bureau du GEEC se propose de mener à bien des études multicentriques portant sur :

- Critères d'évaluation :
  - paramètre douleur,
  - score d'évaluation de l'instabilité, de l'hyperlaxité,
  - des lésions anatomiques (bilan pré et peropératoire).
- Amélioration des techniques :
  - remplissage des encoches,
  - retente capsuloligamentaire strictement adaptée aux lésions observées et aux propriétés tissulaires individuels.

Enfin, il nous paraît très important d'optimiser la fiche en ligne utilisée pour ce symposium pour qu'elle devienne la fiche de routine utilisée par tous pour tout patient présentant une instabilité antérieure chronique de l'épaule et que l'on puisse arriver à un registre national des instabilités de l'épaule.

Le bureau du GEEC tient à remercier tout particulièrement l'équipe de la SoFCOT (Mme Ghislaine Patte et Mr Jean-Marc Fidelaire) et Mr le Docteur Jean-François Ménard, du département de Biostatistiques du CHU de Rouen sans qui ce symposium n'aurait jamais pu aboutir, ainsi que l'ensemble des équipes qui ont participé à cette longue aventure de 2004 à 2007.

Annexes

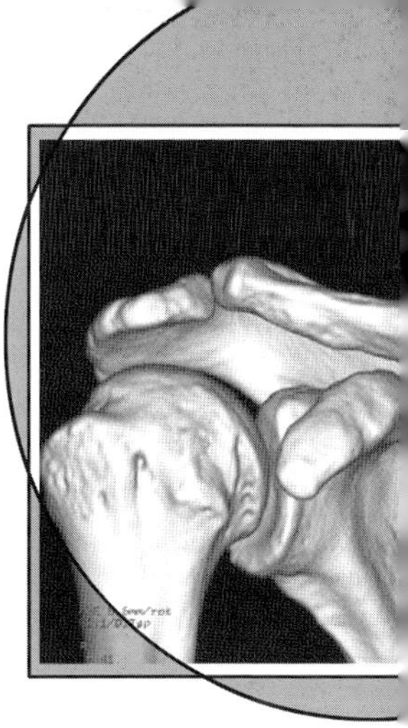

INSTABILITE ANTERIEURE DE L'EPAULE SYMPOSIUM GEEC 2007

FICHE PRINCIPALE

Nouveau dossier : CLIQUER ICI (Accès fiche principale)	**Modifier et compléter un dossier : CLIQUER ICI** **(vous avez besoin du n° de dossier + votre adresse mail)** ○ **Modifier un ancien dossier** ○ **Consultation à 3 mois** ○ **Fiches de suivi de consultation**

en cas d'oubli de n° de dossier ou de problème de connexion contacter Ghislaine 01 43 22 47 54 sofcot@sofcot.fr

Objectif principal de l'étude : Faire un état des lieux en France en 2004 de la prise en charge chirurgicale de l'instabilité antérieure de l'épaule.Cet état des lieux sera réalisé à partir d'un suivi prospectif de cohorte, la plus large possible, de patients opérés en France dans une structure hospitalière, universitaire ou non, ou privée, au cours de l'année 2004 pour une instabilité antérieure de l'épaule, quelle que soit la technique utilisée (arthroscopique ou à ciel ouvert) et quel que soit le type de l'instabilité antérieure de l'épaule. Le nombre et la diversité des équipes ayant accepté de participer permettra d'établir la part respective des techniques à ciel ouvert et des techniques arthroscopiques en fonction du type de l'instabilité antérieure, quinze ans environ après les débuts de la chirurgie arthroscopique de l'instabilité.

Critères d'inclusion :

- tout patient opéré au cours de l'année 2004
- pour une instabilité antérieure de l'épaule, quelle qu'en soit la forme.
- sans limite supérieure d'âge (âge minimum 15 ans)
- avec un recul minimum de deux ans et demi au 01 juillet 200
- le patient acceptant d'être revu en consultation au moins une fois par an jusqu'en Juillet 2007
- sans modification des modalités thérapeutiques habituelles des différentes équipes.

Critères d'exclusion :

- enfant < 15 ans
- instabilité postérieure ou inférieure pure
- *les dossiers des récidives post-opératoires seront étudiés à part, en raison des difficultés potentielles d'utilisation de cette fiche*

Modalités pratiques d'utilisation de la fiche (choisir la fiche correspondante) :

1/ Histoire de l'instabilité
2/ Bilan pré-opératoire
3/ Intervention chirurgicale (choisir la fiche correspondante ci-dessous)

- ○ Technique opératoire butée glénoïdienne
- ○ Technique opératoire capsuloplastie chirurgicale

- Technique opératoire capsuloplastie arthroscopique

4/ Consultation à 3 mois
5/ Consultations ultérieures (1 an, 2 ans, recul maximum)

INSTABILITE ANTERIEURE DE L'EPAULE SYMPOSIUM GEEC 2007

1 - HISTOIRE DE L'INSTABILITE

Email :

Les champs en rouge sont à remplir obligatoirement

Identification Centre *(code par centre cf liste jointe)* :		*N° dossier :*	attribué automatiquement par l'ordinateur
Nom chirurgien (si autre centre) :		Ville (si autre centre) :	
Modalités d'exercice (si autre centre)			
Identification patient :			
Nom : (3 premières lettres)		**Prénom** :	
Date de naissance	JJ/MM/AA	**Sexe**	
Côté opéré		**Dominance Côté opéré**	
Bilatéralité instabilité			
Profession (en clair)		Catégorie professionnelle	
Sport principal (en clair si sportif):		**Classification de Duplay** : *(liste des sports/catégorie en lien)*	
Niveau sportif : avant première luxation :	avant première intervention :		
PREMIER EPISODE (1 réponse à choisir obligatoirement)			
Année :	19xx	Age :	ans
Mécanisme (ou circonstances) (en clair) :		**Traumatique** :	
Accident sportif		En clair :	
Complication		si oui (en clair) :	

Réduction					
Manœuvres externes (avec 1 tiers)		Si oui : Anesthésie		Si oui : Analgésie	
Autoréduction					
Immobilisation		Type (en clair) :			
Durée : (semaines)					
Rééducation		Travail proprioceptif			
Modalités des récidives : (Plusieurs réponses possibles)					
Délai 1er épisode récidive (mois)					
Luxations		si oui, nombre :			
Sub-luxation		si oui, nombre :			
Epaule douloureuse pure		si oui, topographie de la douleur			
		si oui, irradiation douleur			
ATCD Chirurgical (sur cette épaule)		En clair :			
Etat de l'épaule avant 1er épisode					

INSTABILITE ANTERIEURE DE L'EPAULESYMPOSIUM GEEC 2007
2. BILAN PRE OPERATOIRE

BILAN CLINIQUE PRE-OPERATOIRE

Douleurs *Score de Duplay*			
Mobilité active (comparative)		Epaule à opérer (°)	Epaule controlat (°)
	Elévation Ant		
	ABD frontale (contre un mur)		
	RE 1 (coude au corps)		
	RE 2 (en ABD à 90°)		
	RI (vertèbre atteinte)		
(cliquer ici pour le tableau de calcul du score de Duplay pour la mobilité) Score de Duplay			
Manœuvres d'appréhension	*à cocher si Positive*	Signe de l'armé *(schéma en lien 1)*: ☐	Test de recentrage de Jobe *(schéma en lien 2)* : ☐

Manœuvre de Gerber (*schéma en lien 3)*		Belly Press Test (*schéma en lien 4)*	
Signes de laxité *Obligatoires si Subluxations ou Epaules douloureuses*			
RE1 passive côté opéré (en°) :		Controlat :	
Hyperlaxité inf (Sulcus sign de Neer) (*schéma en lien 5)*		Controlat :	
Sulcus en RE		Controlat :	
Test d'hyperabduction de Gagey (>105°) (*schéma en lien 6)*		Controlat :	
En cas d'épaule douloureuse pure, tableau d'hyperlaxité globale :			
Distance pouce-Avt Bras = 0		Reproduction volontaire	
Tiroir Post		ATCD familiaux d'instabilité	
Signes de Conflit		Nbre d'infiltrations	

BILAN RADIO PRE-OPERATOIRE

Bilan radio standard			
Incidence de face 3 rotations (**Neutre et RI obligatoires**) :			
Arthrose glénohumérale (Face en rot neutre) selon Samilson : *(schéma en lien 7)*			
Taille de l'encoche (Face en RI)	en mm nbre entier	Taille de l'encoche	
Rayon de la tête humérale en mm *(schéma de calcul selon P. Hardy 8)*	en mm nbre entier	Rapport (E/T) Profondeur Encoche/Rayon Tête	
Profil de Bernageau		Rebord glénoïdien antéro-inférieur (schéma en lien 8 bis)	
Arthroscanner à faire systématiquement pour les > 40 ans et en l'absence de lésion osseuse ou d'épaule douloureuse pure.			
Lésion du bourrelet		Lésion de Bankart (schéma en lien 8ter)	
Lésion de la glène		Encoche tête humérale	
Brèche capsulaire		Distension capsulaire	
Lésion de la coiffe (*à détailler pour les plus de 40 ans)*		Arthroscanner systématique	
Position du bras lors de l'arthroscanner			

VALIDER

INSTABILITE ANTERIEURE DE L'EPAULE SYMPOSIUM GEEC 2007

3.1 TECHNIQUE OPERATOIRE BUTEE GLENOIDIENNE

INTERVENTION				
Patient : MAL	**Date**		Anesthésie	
Opérateur			Responsable de l'étude	
Age du patient			Délai/1er épisode	
Durée intervention : (minutes)				

TECHNIQUE OPERATOIRE			
Installation			
Voie d'abord		si Autre, en clair :	
Repérage du nerf musculo-cutané		**Section du sub-scapularis**	
Ouverture de la capsule			

Les champs en rouge sont obligatoires

Bilan des lésions intraarticulaires (seuls les critères en rouge sont obligatoires)			
Fracture Glène		**Chondrite Glène**	
Fragment osseux		**si oui**	
Désinsertion caps.humérale ant		Désinsertion caps.humérale inf	

Désinsertion caps. glénoidienne *(schéma en lien 9 bis)*		Etendue décollement capsulaire	
Bourrelet		**Poche de Broca**	
SLAP		si oui, type (voir les types de SLAP *shéma en lien 10)*	
Bande ant LGHI		Poche axillaire	
Qualité capsule		Couleur capsule	
Encoche Tête Humérale		Fracture Tête Humérale	
Intervalle des rotateurs		Coiffe	
Butée			
Type de la butée		Si Autre (en clair)	
Avivement en spongieux de la glène		**Avivement en spongieux de la coracoïde**	
Etendue avivement osseux sur glène		**Position de la butée**	
Mode de fixation		**Nombre de vis**	
Type		**Diamètre** (mm)	
Diamètre variable selon taille butée		**Rondelles**	

Complication perop : Fracture de butée		Autre (en clair)	
si oui, geste réalisé :	(en clair)		
Modalités suture de la capsule		si Autre (en clair)	
Modalités suture du sub-scapularis		**Position du bras lors de la suture**	

SUITES POST OPERATOIRES

Immobilisation		Si Autre (en clair)	
Durée (semaines)			
Position d'immobilisation		Si Autre (en clair)	
Thromboprophylaxie		si oui, Type	
Mobilisation passive (semaines)		Mobilisation en RE (semaines)	

- RAPPEL : **Pour modifier et compléter les dossiers (consultation à 3 mois et ultérieures), vous aurez besoin :**
- **du n° de dossier que nous vous avons attribué**
- **de l'adresse mail que vous avez indiquée lors de la soumission de la première fiche**

VALIDER

SO.F.C.O.T

INSTABILITE ANTERIEURE DE L'EPAULE SYMPOSIUM GEEC 2007

3.2 TECHNIQUE OPERATOIRE CAPSULOPLASTIE CHIRURGICALE

INTERVENTION

Patient : MAL	Date		Anesthésie	
Opérateur		Responsable de l'étude		
Age du patient		Délai/1er épisode		
Durée intervention : (minutes)				

TECHNIQUE OPERATOIRE

Seuls les champs en rouge sont obligatoires

Installation			
Voie d'abord		si Autre (en clair)	
Repérage du nerf musculo-cutané		Repérage du nerf circonflexe (ou n. axillaire)	
Section du sub-scapularis			
Ouverture de la capsule		si autre (en clair)	

Bilan des lésions intraarticulaires			
Fracture Glène		Chondrite Glène	
Fragment osseux		si oui	
Désinsertion caps.humérale ant		Désinsertion caps.humérale inf	
Désinsertion caps.glénoidienne *(schéma en lien 9 bis)*		Etendue décollement capsulaire	

Bourrelet		**Poche de Broca**	
SLAP		si oui, type : voir les types de SLAP *(schéma en lien 10)*	
Bande ant LGHI		Poche axillaire	
Qualité capsule		Couleur capsule	
Encoche Tête Humérale		Fracture Tête Humérale	
Intervalle des rotateurs		Coiffe	
Gestes capsuloligamentaires :			
Type de plastie : (choisir une technique ou celle s'en rapprochant le plus)			
Technique de Bankart classique *(Schéma en lien 11)* ☐		Vissage capsulaire de Bichat *(Schéma en lien 12)* ☐	
Inferior capsular shift de Neer *(Schéma en lien 13)* ☐		Capsulorraphie en T horizontale *(Schéma en lien 14)* ☐	
Objectifs : (Plusieurs réponses possibles)			
Retente médiolatérale ☐		Retente Sud-Nord (Poche inf) ☐	
Etendue avivement osseux		Nombre d'ancrages (ou de points)	
Mode de réinsertion		si Autre : (en clair)	
Commentaires techniques :			
Gestes sur coracoide ou coracobiceps		Fermeture de l'intervalle des rotateurs	
Modalités suture du sub scapularis		**Position du bras lors de la suture**	
Autres gestes : Capsulomyorraphie Post ☐		Ostéotomie de dérotation humérale ☐	
Complications ou difficultés per-opératoires :			

SUITES POST OPERATOIRES			
Immobilisation		Si Autre (en clair)	
Durée (semaines)			
Position d'immobilisation		Si Autre (en clair)	
Thromboprophylaxie		si oui, Type	
Mobilisation passive (semaines) :		Mobilisation en RE (semaines) :	

- RAPPEL : **Pour modifier et compléter les dossiers (consultation à 3 mois et ultérieures), vous aurez besoin :**
- **du n° de dossier que nous vous avons attribué**
- **de l'adresse mail que vous avez indiquée lors de la soumission de la première fiche**

VALIDER

SO.F.C.O.T

INSTABILITE ANTERIEURE DE L'EPAULE SYMPOSIUM GEEC 2007

3.3 - TECHNIQUE OPERATOIRE CAPSULOPLASTIE ARTHROSCOPIQUE

INTERVENTION

Patient : GRI	Date	17/06/04	Anesthésie	AG
Opérateur	senior	Responsable de l'étude	oui	
Age du patient	19	Délai/1er épisode	4	
Durée intervention : (minutes)	110			

TECHNIQUE OPERATOIRE

Les champs en rouge sont obligatoires

Installation	1/2 assis	Traction	oui directe
Nombre voies d'abord	3	Nombre voies d'abord antérieures	2
Commentaires éventuels sur VA :	2 voies antérieures intraarticulaires mais 3 cicatrices cutanées		

Bilan anatomique :			
Sub tiroir Ant	25 %-50%	Sub tiroir Inf	25 %-50%
Fracture Glène	non	Chondrite Glène	non
Fragment osseux	non	si oui	
Désinsertion caps.humérale ant	non	Désinsertion caps.humérale inf	non
Désinsertion caps.glénoidienne *(schéma en lien 9 bis)*	4h-6h	Etendue décollement capsulaire	non
Bourrelet	désinséré avec capsule = lésion de bankart		
SLAP	non	si oui, type : voir les types de SLAP *(schéma en lien 10)*	
Bande ant LGHI	normale	Poche axillaire	normale
Qualité capsule	autre	Couleur capsule	brunâtre
Encoche Tête Humérale	petite	Fracture Tête Humérale	non
Intervalle des rotateurs	normal	Coiffe	normale

Gestes réalisés :			
Retension Nord-Sud	1/3 2/3 glène	*Recréation* concavité de la glène	non
Type Ancres	TwinFix	Si Autre (en clair) :	
Nombre	3	Localisation :(*en clair)*	
Type Suture	fil non résorbable	Réinsertion SLAP	non
Utilisation du laser / effet thermique		non	
Contrôle Tiroir Ant		Contrôle Tiroir Inf	
Complications per-opératoires :		Bris d'implants	non
Difficultés techniques	non	Gags (en clair) :	

SUITES POST OPERATOIRES			
Immobilisation	type Mayo Clinic	Si Autre (en clair)	
Durée (semaines)	6		
Position d'immobilisation	RI	Si Autre (en clair)	
Thromboprophylaxie	non	si oui, Type	
Mobilisation passive (semaines) :	2	Mobilisation en RE (semaines) :	6

- RAPPEL : **Pour modifier et compléter les dossiers (consultation à 3 mois et ultérieures), vous aurez besoin :**
- **du n° de dossier que nous vous avons attribué**
- **de l'adresse mail que vous avez indiquée lors de la soumission de la première fiche**

VALIDER

SO.F.C.O.T

INSTABILITE ANTERIEURE DE L'EPAULE SYMPOSIUM GEEC 2007

4 - CONSULTATION à 3 mois
COMPLICATIONS POST OPERATOIRES (< à 3 mois)

Les champs en rouge sont obligatoires

Patient : GRI	**Complications précoces** (cocher au moins une case) Pas de Complication	
Hématome ☐	Avec reprise chirurgicale ☐	Délai : jours
Infection ☐	Avec reprise chirurgicale ☐	Délai : jours
Problèmes cicatrice ☐	Avec reprise chirurgicale ☐	Délai : jours
Complications neurologiques ☐	Type (en clair) :	Délai : jours
Algodystrophie ☐ (définition en lien)	Durée évolutive : mois	
Phlébite membre supérieur ☐	Autre en clair : Douleurs du coude	
Clinique		
Reprise activité quotidienne +25 pts : aucune gêne	**Score de Duplay** +25	

Reprise de l'entraînement	non	Délai (mois)	
Reprise de la compétition	non	Délai (mois)	
Reprise du travail		Délai (mois)	
Douleurs +25 pts : aucune douleur ou climatique		**Score de Duplay** +25	
Stabilité	+25 pts : aucune appréhension	**Score de Duplay** +25	
En cas de récidive de la luxation			
Délai par rapport à l'intervention	mois	Circonstances (en clair) :	
Mobilité (comparative)		Epaule opérée (°)	Epaule controlat (°)
	Elévation Ant	160	180
	ABD frontale (contre un mur)	150	180
	RE 1 (coude au corps)	30	75
	RE 2 (en ABD à 90°)	-30	0
	RI (vertèbre atteinte)	L1	D6
		Score de Duplay (voir le score) 5	
		Score de Duplay sur les 4 items / 100 points 80	

Bilan radiographique (Face en RO, Profil de Lamy, Profil de Bernageau)			
Analyse de la butée :			
Pseudarthrose		Avec reprise chirurgicale	☐
Lyse		Avec reprise chirurgicale	☐
Migration		Avec reprise chirurgicale	☐
Fracture		Avec reprise chirurgicale	☐
Position verticale butée/équateur de la glène (Face et/ou Lamy) schéma en lien 15			
Position horizontale butée/ bord ant glène (mm) (sur Face stricte en Rot neutre et/ou Bernageau)		Problème de longueur des vis	
Position du matériel (autre que butée)		Ancrage Radio visible	☑
Position des ancrages		Si Autre (en clair) :	

VALIDER

INSTABILITE ANTERIEURE DE L'EPAULE SYMPOSIUM GEEC 2007

5 - CONSULTATION DE SUIVI

Fiche de suivi à utiliser pour les différentes consultations (au minimum à 1an, 2ans et au recul maximal entre 2ans1/2 et 3ans1/2)

Patient : GRI	Date de Consultation	28/06/07	Recul post-opératoire	23850 en mois		
Complication	☐	Si Oui, Date :		En clair		
Reprise Chirurgicale	☐	si Oui, Date		En clair		

CLINIQUE

Reprise du sport ou activité quotidienne +25pts : retour au même niveau même sport / aucun — Score de Duplay +25				
Reprise de l'entraînement	☐	Délai		en mois
Arrêt pour raison indépendante de l'épaule	☑			
Reprise de la compétition	☐	Délai		en mois
Reprise du travail	☑	Délai	3.5	en mois
Douleurs +25		Score de Duplay	+25	
Stabilité	+25 pts : aucune appréhension	Score de Duplay	+25	
Si récidive de la luxation				
Délai / Intervention	en mois	Circonstances (en clair)		
Nombre de récidives				

Mobilité (comparative)		Epaule opérée (°)	Epaule controlat (°)
	Elévation Ant	180	180
	ABD frontale (contre un mur)	180	180
	RE 1 (coude au corps)	50	50
	RE 2 (en ABD à 90°)	0	-10
	RI (vertèbre atteinte)	D11	D11
	Score de Duplay (voir le score)		25

Score de Duplay global *(calcul sur les 4 items /100 pts)* : 100

Résultat fonctionnel global	excellent (91 à 100 pts)	**Résultat subjectif**	très content
Manœuvres d'appréhension (cocher si positive)		**Signe de l'armé** (*schéma en lien 1*)	☐
Test de recentrage de Jobe (*schéma en lien 2*)	☐		

Evaluation du sub-scapularis :	
Manœuvre de Gerber (*schéma en lien 3*)	symétrique
Belly Press Test (*schéma en lien 4*)	symétrique
Evaluation isocinétique	non

Signes de laxité (obligatoires si initialement épaule douloureuse et instable)			
RE1 passive côté opéré (en°)	60	Controlat (en °)	80
Hyperlaxité inf (Sulcus sign de Neer) (schéma en lien 5)	non	Controlat	oui
Sulcus en RE	non	Controlat	non
Test d'hyperabduction de Gagey (>105°) (schéma en lien 6)	non	Controlat	oui

BILAN RADIO

Bilan radio standard (Face en RO, Profil de Lamy, Profil de Bernageau)

Incidence de face en rotation neutre		**Stade arthrose** (Samilson) : (*schéma en lien 7*)	0
Espace sous acromial (en mm) :	5		
Position du matériel en l'absence de butée			
Ancrage Radio visible	☐	Position des ancrages	équateur et >
Si Autre (en clair)			
Profil de Lamy - Position du matériel (*schéma joint 15*)	équateur et >	Si Autre : (en clair)	

Analyse de la butée : (obligatoire si butée)			
Pseudarthrose		Lyse	
Migration		Fracture	
Position verticale butée/équateur de la glène (Face et/ou Lamy - (schéma en lien 15)			
Position horizontale butée/ bord ant glène (mm) (sur Face stricte en Rot neutre et/ou Bernageau)			
Problème de longueur des vis		Si problème (en clair) :	

Commentaires libres sur les particularités du dossier (lors de la consultation au dernier recul) :

AVP en Janv 06 avec épisode instabilité controlat ; persistance d'une EDI à droite empêchant la pratique des activités de

Achevé d'imprimer sur les presses de l'imprimerie Louis-Jean - 05000 Gap (UE).
Dépôt légal : 602 - Octobre 2008